Melanie Ibrahimi

50 Workouts Yin Yoga

Die besten Übungsreihen für Entspannung, innere Balance und einen klaren Geist

riva

Bibliografische Information der Deutschen Nationalbibliothek:
Die Deutsche Nationalbibliothek verzeichnet diese Publikation in der Deutschen Nationalbibliografie.
Detaillierte bibliografische Daten sind im Internet über http://dnb.de abrufbar.

Für Fragen und Anregungen
info@m-vg.de

Wichtige Hinweise
Dieses Buch ist für Lernzwecke gedacht. Es stellt keinen Ersatz für eine individuelle medizinische Beratung dar und sollte auch nicht als solcher benutzt werden. Wenn Sie medizinischen Rat einholen wollen, konsultieren Sie bitte einen qualifizierten Arzt. Der Verlag und die Autorin haften für keine nachteiligen Auswirkungen, die in einem direkten oder indirekten Zusammenhang mit den Informationen stehen, die in diesem Buch enthalten sind.

Ausschließlich zum Zweck der besseren Lesbarkeit wurde auf eine genderspezifische Schreibweise sowie eine Mehrfachbezeichnung verzichtet. Alle personenbezogenen Bezeichnungen sind somit geschlechtsneutral zu verstehen.

Originalausgabe
3. Auflage 2025

Türkenstraße 89
80799 München
Tel.: 089 651285-0

Redaktion: Susanne Schneider
Umschlaggestaltung: Manuela Amode
Bildnachweis: Illustrationen auf dem Umschlag und im Innenteil: evoletics – ein Produkt der science on filed GmbH
Layout: Meike Herzog, www.alpsee-design.de
Satz: Daniel Förster, Belgern
Druck: Florjancic Tisk d.o.o., Slowenien
Printed in the EU

ISBN Print 978-3-7423-2517-4
ISBN E-Book (EPUB, Mobi) 978-3-7453-2229-3

Wir produzieren nachhaltig
www.m-vg.de

Weitere Informationen zum Verlag finden Sie unter

www.rivaverlag.de

Beachten Sie auch unsere weiteren Verlage unter www.m-vg.de

Inhalt

Mit dem Körper den Geist entspannen

1

Warum Yin Yoga?

Gleichgewicht und Balance sind der Schlüssel für ein gesundes und glückliches Leben. Unser moderner Alltag ist sehr aktiv, fordernd, reizüberflutet und leistungsorientiert. Wir haben meist viel zu lange To-do-Listen, hasten durch unseren Tag oder hetzen gar von Termin zu Termin und haben ein erhöhtes Stresslevel. Yin Yoga bietet genau den Ausgleich, der uns fehlt: Entschleunigung, Ruhe, die Wiederentdeckung der Langsamkeit und der Stille. Dieser besondere Yogastil ist das Gegenstück zur Qualität unseres Alltags (Yang), mit dessen Hilfe wir wieder in Balance finden können. Dabei lehrt uns Yin Yoga nicht nur, dass weniger mehr ist, sondern dass wir es tatsächlich auch mal gut sein lassen dürfen, wie es ist. Wir müssen nicht immer alles geben und bis an unsere Grenzen oder gar darüber hinaus gehen. Yin Yoga lässt uns im Moment ankommen und ganz ohne Ziel, ohne Erwartung und ohne Fordern sein.

Studien belegen, wie wichtig es ist, einfach mal »nichts« zu tun. Denn dies brauchen Körper und Geist, um sich zu regenerieren und damit letztlich leistungsfähig zu bleiben. Yin Yoga sieht nach Nichtstun aus, doch es geschieht dabei sehr viel: Das passive Dehnen des Körpers und hierbei insbesondere der Muskeln und faszialen Strukturen löst die stressbedingte erhöhte Körperspannung auf und baut somit Stress ab, es schenkt uns mehr Beweglichkeit und durch die Entspannung auf körperlicher Ebene entsteht auch ein Entspannungseffekt im Gehirn und vegetativen Nervensystem. Zusätzlich wird in den Energieleitbahnen des Körpers, den sogenannten Meridianen, durch deren Dehnung wieder ein harmonischer Energiefluss initiiert.

Was Yin Yoga besonders macht

Yoga wird auf unterschiedlichste Art und Weise auf der ganzen Welt geübt. Yin Yoga ist einer von unzähligen Yogastilen und etwas ganz Besonderes: Der moderne, junge Yogastil aus den USA bietet mit seinem regenerativen, sanften und meditativen Ansatz den idealen Ausgleich zu unserem leistungsorientierten und reizüberfluteten Lebensalltag. Yin Yoga ergänzt andere Yogastile, Sportarten und Trainingsformen, weil das passive Dehnen, das achtsame Ausführen der Übungen und die bewusste Entspannung im Vordergrund stehen. Paul Grilley, der diesen Yogastil entwickelt hat, wurde inspiriert durch den beeindruckend beweglichen Kampfsportler Paulie Zink, der passive Dehnungen fest in seinen Trainingsplan integrierte. Yin Yoga ist die Wiederentdeckung der Langsamkeit, des Innehaltens, des Geschehenlassens und der Stille. Durch den Einsatz von Hilfsmitteln wie Kissen, Yogablöcke, Decken und Bolster können die einzelnen Übungen individuell modifiziert und variiert werden. Es handelt sich also um einen Yogastil, der für jeden geeignet ist.

Entspannung und Stressabbau auf allen Ebenen

Stress aktiviert unser Überlebensprogramm, das sich in Reaktionen wie Kampf, Flucht oder Einfrieren beziehungsweise Erstarren (*fight, flight, freeze*) äußern kann, und das leider völlig unabhängig davon, ob wir uns tatsächlich in Lebensgefahr befinden oder nicht. Unser Körper schüttet Stresshormone aus, wodurch sich Blutdruck, Pulsfrequenz und Cholesterinspiegel erhöhen. Die Körperspannung erhöht sich und die Verdauung kommt ins Stocken, was sich bis auf unseren Zellstoffwechsel auswirkt und diesen stört. Hält der Stresszustand an, werden Organe und Drüsen wie Herz, Nebennieren, Leber und Schilddrüse belastet, was langfristig zum Burn-out führen kann. Wird Stress zum Dauerzustand, sind wir nicht in unserer Kraft und schon gar nicht in unserer Mitte. Sorgen, Ängste, Verzweiflung oder auch Wut und Reizbarkeit, ein regelrechtes Gedankenkarussell, Niedergeschlagenheit, Erschöpfungszustände und sogar Depressionen sind die Auswirkungen auf mentaler und emotionaler Ebene. Auch die vielen Reize und Eindrücke im Außen, die uns regelrecht überfluten, lassen Stress entstehen. Dabei brauchen Körper, Gehirn, unsere Sinne, Psyche und Seele auch Ruhephasen, um zu regenerieren, sich zu erholen und Eindrücke sowie Erfahrungen zu verarbeiten. Genau diese Ruhephasen sind im Yin Yoga zu finden – für eine gesunde Balance von An- und Entspannung, Arbeit und Freizeit und ein Gleichgewicht von Yin und Yang.

Wie Yin Yoga geübt wird

Die Übungspraxis ist deutlich langsamer als in anderen Yogastilen. Der Fokus liegt auf dem passiven Dehnen des Körpers, einem sogenannten schmelzenden Dehnen. Die einzelnen Asanas werden mehrere Minuten lang gehalten. Es geht um ein Hineinschmelzen in die Haltung. Damit ist Yin Yoga auch ein mentales Training im Loslassen, Annehmen und Entspannen. Die übliche Haltedauer beträgt 2 bis 5 Minuten. In diesem Buch wird zu jeder Übung eine Verweildauer angegeben. Sie darf aber gern individuell angepasst und verlängert werden, wenn die Intensität erhöht werden soll oder das Bedürfnis nach noch mehr Entspannung entsteht. Zwei der vorgestellten Übungen sollten allerdings weniger lange praktiziert werden, da sie sehr intensiv für den Körper sind. Dies betrifft den Zehensitz (Seite 127) und die stehende Vorbeuge (Dangling Pose, Seite 124).

Weniger darf mehr sein

Alle Yogastile sind eine Übungspraxis jenseits von Leistungsdenken und Leistungsdruck und ohne jedes »höher, schneller, weiter«. Im Yin Yoga lautet das Motto »Weniger ist mehr«. Die Übungen werden nur mit 60 bis 70 Prozent des körperlich Möglichen geübt, denn nur so wird Entspannung und passives Dehnen überhaupt möglich. Der dabei spürbare Dehnimpuls sollte daher sanft bis moderat bleiben, denn nur dann gelingt es, sich in die Übung vollkommen »hineinzuentspannen«. Du solltest dich auch nicht um jeden Preis an die Zeitangaben halten. Wenn du spürst, dass es dich sehr anstrengt oder gar Schmerzen entstehen, verlasse die Übung unbedingt schon früher. Vertraue deinem Körpergefühl und trainiere und verfeinere es dadurch gleichzeitig. Die Aufgabe lautet loszulassen, in den Dehnimpuls hineinzuschmelzen und zu entspannen. Damit ist Yin Yoga auch eine Lektion in Hingabe, Selbstfürsorge und letztlich in Selbstliebe.

Immer und überall

Yin Yoga kann jederzeit geübt werden – unabhängig von der Tageszeit, ob drinnen oder draußen, in der Gruppe oder allein, zu Hause oder im Büro. Das wichtigste Trainingswerkzeug, unseren Körper, haben wir immer dabei. Du solltest mindestens eine Stunde vor Beginn keine schwere Mahlzeit mehr zu dir nehmen. Wenn Yin Yoga mit dynamischen Trainingsformen kombiniert wird, passen die Yin-Yoga-Workouts als Abschluss. Das Prinzip lautet hier: Erst die Anspannung und Anstrengung, dann die Entspannung. Besonders angenehm und wohltuend ist Yin Yoga in den Abendstunden, um die Gedanken zu beruhigen und auch mental »Feierabend« zu machen, was letztlich einen erholsamen Schlaf ermöglicht.

Für jeden geeignet

Yin Yoga kann unabhängig vom eigenen Fitnesslevel geübt werden. Es ist für Einsteiger, Fortgeschrittene und gut Trainierte gleichermaßen geeignet. Je nach Trainingslevel spielt auch der Umfang des Equipments eine Rolle, das das Training angenehm machen und erleichtern soll. Wichtig beim Üben ist grundsätzlich, dass bei der empfundenen Dehnung ein wohltuendes Gefühl bleibt und keine Schmerzen ausgelöst werden. Man nennt das auch »Wohldehnung«.

Hilfreiches Equipment

Für das Training sind eine Matte, eine Decke oder alternativ ein Handtuch empfehlenswert. Zusätzliches Equipment wie Kissen, Blöcke und Bolster machen die Übungen noch angenehmer und können das Training sinnvoll unterstützen, da die einzelnen Übungen besser an die persönlichen körperlichen Voraussetzungen angepasst werden können. Kuschelige Socken können ebenfalls hilfreich sein, um nicht zu frieren. Die Hilfsmittel werden wie folgt genutzt:

- Eine Yogamatte dient als dämpfende und rutschfeste Unterlage, sie ist weicher als der Boden, schirmt etwaige Kälte ab und sorgt für Stabilität.
- Blöcke oder dicke Bücher, Kissen oder Bolster (idealerweise in Rollenform) sind zum Abstützen und Ablegen der Knie, der Arme, des Oberkörpers oder des Kopfes und unterstützen eine tiefere Entspannung. Alternativ zum Bolster eignet sich gegebenenfalls eine Pilatesrolle.
- Eine Decke oder ein großes Handtuch zum Auflegen auf die Matte sorgen für mehr Komfort.
- Eine gefaltete Decke oder ein Kissen für ein erhöhtes Sitzen sind zur Aufrichtung des Beckens gedacht.
- Blöcke, Kissen oder Bolster zwischen die Knie gelegt entlasten die Hüftgelenke.
- Eine Decke als Unterlage für die Knie mindert die Druckempfindlichkeit.
- Ein (Meditations-)Kissen als Unterlage erleichtert das Sitzen und unterstützt das Loslassen.

Mithilfe des Atems das Nervensystem beruhigen

Die Aufmerksamkeit auf den Atem zu lenken, beruhigt den Geist und die Gedanken und baut nachweislich Stress ab. Der Atem kann sich dadurch vertiefen und beruhigen. Tiefes ruhiges Atmen wirkt auf alle Menschen gleich: Es ist die Botschaft an unser Nervensystem, dass wir entspannt sind – auch wenn dies im ersten Moment nach unserem persönlichen Empfinden noch gar nicht zutrifft. Das Nervensystem aktiviert durch den vertieften Atem automatisch den Parasympathikus, wir entspannen uns auf allen Ebenen dadurch noch mehr und Stress löst sich auf. Sind wir entspannt, fühlen wir uns wohl, können das Yin-Yoga-Training noch mehr genießen und seine Wirkung kann sich voll entfalten. Während der Yin-Yoga-Workouts unterstützt der Fokus auf den Atem beim Entspannen und Loslassen. Die Konzentration auf den Atem bringt uns in einen Zustand von Achtsamkeit. Wir kommen ganz im Moment an, im Hier und Jetzt. »Nirodha«, der Raum der Stille, öffnet sich, in dem es keinen Platz für (sorgenvolle) Gedanken gibt.

Der Atem als mentaler Anker

Yin Yoga ist eine Übung in Achtsamkeit. Dazu sind Konzentration und ein fokussierter Geist notwendig. Um diese Fokussierung während der einzelnen Workouts aufrechtzuerhalten, sollte mit einer Atemtechnik gearbeitet werden. Allein die Konzentration auf den Atem ist schon eine mögliche Atemübung. Es ist völlig natürlich, dass während des Trainings Gedanken auftauchen, vor allem durch das lange Verweilen in den einzelnen Yin-Yoga-Übungen. Gedanken lenken jedoch ab und lassen dich innerlich abschweifen. Die vier folgenden Atemtechniken eignen sich besonders gut, um während des Yogaübens achtsam und zentriert zu bleiben:

- **Bauchatmung:** Atme durch die Nase. Lasse den Atem so tief werden, dass auch der Bauchraum mit dem Atem mitschwingt. Mit jedem Einatmen dehnen sich Brustkorb und Bauchraum dreidimensional aus, mit jedem Ausatmen darfst du dich noch mehr entspannen. Solltest du deinen Atem nicht dreidimensional wahrnehmen, stelle dir einfach vor, dass sich Brustkorb und Bauchraum mit dem Einatmen in alle Richtungen ausdehnen und mit dem Ausatmen wieder zusammenziehen. Der Atem darf ganz natürlich fließen.
- **Zentrierender Atem:** Atme ganz natürlich durch die Nase ein und aus. Konzentriere dich beim Einatmen auf die Stirn oder den Scheitel und beim Ausatmen auf den Bauchnabel.
- **Atemmantra:** Atme durch die Nase ein und aus. Denke bei jedem Einatmen »los« und bei jedem Ausatmen »lassen«. Wiederhole dieses innerlich gesprochene Mantra mit jedem Atemzug. Nimm dabei die innere Haltung ein: Ich meine, was ich sage. Auf diese Weise wird der Geist noch mehr fokussiert und gleichzeitig kann das Mantra seine Wirkung noch besser entfalten.
- **Atemaffirmation:** Denke bei jedem Ausatmen: »Ich atme Spannung aus.« Und bei jedem Einatmen denke im Stillen: »Ich atme Entspannung ein.« Wiederhole diese beiden Sätze mit jedem Atemzug. Meine es ernst und sei aufrichtig, was du als Mantra sagst. Auf diese Weise vertieft sich mit jedem Atemzug die Entspannung und kann auf körperlicher, mentaler, emotionaler und energetischer Ebene wirken.

Wie die Workouts aufgebaut sind

Jede Übungseinheit beinhaltet mehrere Phasen, die aufeinander aufbauen. Mit einer Atemübung werden Körper und Geist optimal auf die Übungen, die im Zentrum der Workouts stehen, vorbereitet. Der Geist wird ruhig und lernt, sich ganz auf den Körper zu konzentrieren. Das anschließende Warm-up dient nicht nur dem Aufwärmen aller Körperstrukturen und dem Mobilisieren der Gelenke, sondern sorgt dafür, dass er durchlässiger und aufnahmebereit wird für die Impulse, die die Yin-Yoga-Übungen geben. Durch das Aufwärmen des Körpers können grobe Verspannungen in den Muskeln, Verklebungen im Fasziengewebe und auch eine oftmals stressbedingte erhöhte Spannung, die Auswirkungen bis auf die Zellebene haben kann, aufgelöst und harmonisiert werden. Entgegen einer nach wie vor geläufigen Meinung werden die Faszien bei den Yin-Yoga-Übungen bis in die tiefen Gewebeschichten angesprochen, auch wenn der Körper vorbereitend mobilisiert wird, denn die Faszien sind an jedem Bewegungs- und Dehnimpuls des Körpers beteiligt.

Im Zentrum stehen schließlich die eigentlichen Workouts, wie sie in Kapitel 2 vorgestellt werden. Auch in den Yin-Yoga-Übungen empfiehlt es sich, die Atemübung aus der Einstimmung (Seite 12) wieder aufzugreifen, um auf diese Weise während des gesamten Trainings fokussiert und achtsam zu bleiben. Um entsprechend Zeit für die Vorbereitung und Einstimmung einzuplanen, findest du vor jeder Tabelle die Trainingsdauer. Für eine intensivere Praxis empfiehlt es sich, die Übungseinheit auszuweiten und sich Zeit für die folgenden vier Phasen zu nehmen:

- Jedes Yin-Yoga-Workout beginnt mit einer kurzen **Einstimmung** von 2 bis 3 Minuten oder auch gern länger, in der der Atem im Vordergrund steht (Seite 12, Atemübung zur Einstimmung). Die Zeit für die Einstimmung ist nicht in der angegebenen Trainingsdauer eingerechnet.
- Das **Warm-up** bereitet auf die Übungseinheit vor. Auf den Seiten 16 bis 21 findest du dazu Beispiel-Warm-ups.
- Darauf folgen die **Yin-Yoga-Übungen**, die passiv mit 60 bis 70 Prozent der vorhandenen körperlichen Beweglichkeit ausgeführt werden. Nutze die bereits genannten Hilfsmittel, um die Übungen noch angenehmer zu machen. Zwischen den Übungen werden optional Ausgleichshaltungen geübt.
- Jedes Workout schließt mit einer **Entspannung** (Savasana) ab. Diese ist in die angegebene Trainingszeit nicht eingerechnet. Die Entspannung wirkt besonders nachhaltig, wenn dafür 8 bis 10 Minuten eingeplant werden. Dennoch ist auch eine kürzere Entspannungsphase durchaus möglich.

Von sanft zu komplex – die Schwierigkeitsgrade

Die Workouts sind so zusammengestellt und sortiert, dass sie immer vom Einfachen und Sanften zum Komplexen und Intensiven führen. Zur Orientierung findest du drei Level bei jedem Workout. Der Schwierigkeitsgrad hat beim Yin Yoga vor allem mit der vorhandenen körperlichen Beweglichkeit zu tun. Entsprechend der drei Level reicht diese von sanften über mittlere bis zu intensiven Dehnungen. Bei regelmäßiger Übungspraxis erhöht sich die körperliche Flexibilität meist spürbar.

Allerdings spielen dabei nicht nur vorhandene Verspannungen und fasziale Verklebungen eine Rolle, die durch das schmelzende Dehnen gelöst werden können, sondern auch das Skelett. Stoßen beim Üben Knochen aufeinander, wie das relativ häufig bei Vorbeugen mit dem Oberschenkel- und Beckenknochen der Fall ist, ist die maximale Beweglichkeit erreicht. Durch die verwendeten Hilfsmittel können Übungen grundsätzlich angepasst werden. Ist ein sanftes Training gewünscht, entspricht dies Level 1 (leicht). Bei einer gut beweglichen Ausgangsbasis kann sowohl mit Level 1 sanft, aber auch mit Schwierigkeitsgrad 2 oder 3, die intensiveren Dehnungen und durchaus komplexeren Übungen entsprechen, geübt werden.

Verweildauer, Ausgleichshaltungen, Wirkung

In Kapitel 2 ist in den Tabellen bei jeder Übung angegeben, wie lange in der Position verweilt werden soll. Es ist jederzeit möglich, die einzelnen Übungen auch länger als angegeben auszuführen, wodurch sich die Trainingsdauer entsprechend verlängert. Vorsicht ist hier bei der stehenden Vorbeuge (Dangling Pose, Seite 124) geboten. Sie sollte grundsätzlich nicht länger als maximal 1,5 Minuten gehalten werden, insbesondere bei Herz-Kreislauf-Erkrankungen, Bluthochdruck, Augenerkrankungen und erhöhtem Augeninnendruck. Übungen, die zu beiden Seiten geübt werden, sind mit einem x markiert.

Die vorgeschlagene Ausgleichshaltung kann nach Belieben an die jeweilige Übung angeschlossen werden. Schließlich findest du auch eine Orientierung zur Intensität der Übung. Damit ist der Schwierigkeitsgrad der Übung im Hinblick auf die körperliche Beweglichkeit gemeint. Es ist empfehlenswert, vor der Praxis die Übungsbeschreibungen in Kapitel 3 ab Seite 118 zu lesen und dir eventuell benötigte Hilfsmittel zurechtzulegen.

Nach jeder Tabelle findest du eine Angabe zur Wirkung, um dich bei der Auswahl der Workouts zu unterstützen. Je nachdem, wie viel Zeit dir zur Verfügung steht und worauf der Fokus liegen soll, kannst du auf diese Weise ein Workout mit dem passenden Schwierigkeitsgrad oder auch nach Thema auswählen. Es ist ebenfalls möglich, mehrere Workouts hintereinander zu üben. Am Ende des Trainings wird immer die Entspannungsübung (Savasana) im Liegen eingenommen.

Atemübung zur Einstimmung

Dauer: 2–3 Minuten

Beginne mit einer kurzen Atemübung. Ein tiefer ruhiger Atem löst eine Entspannungsreaktion in Körper und Geist aus. So stimmst du dich auf das Workout ein.

Setze dich aufrecht (a) auf die Matte oder lege dich auf den Rücken (b). Konzentriere dich ganz auf den Atem, spüre der Atembewegung im Körper nach und lasse so den Alltag hinter dir. Der Atem darf so tief werden, dass sich mit jedem Einatmen Brustkorb und Bauchraum in alle Richtungen ausdehnen. Erlaube dir, mit jedem Ausatmen innerlich noch mehr zu entspannen und ruhiger zu werden. Schließe dabei am besten die Augen. Entspanne Gesicht, Zunge und Schultern.

a

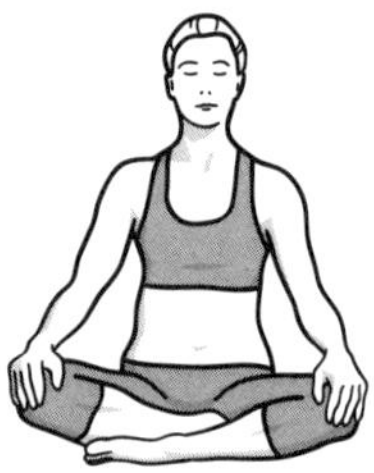

b

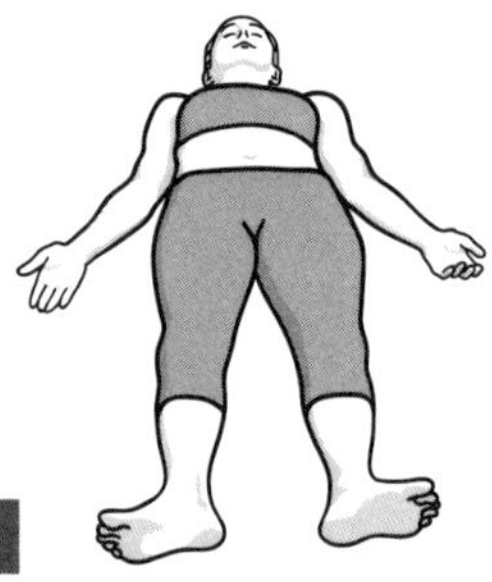

Warm-up zur Vorbereitung

Wenn du die Workouts als eigenständige Übungseinheit und nicht im Anschluss an ein anderes Training durchführst, empfiehlt es sich, dich vorher aufzuwärmen. Durch das Aufwärmen des Körpers reduziert sich das Verletzungsrisiko, denn das Passivsein und Geschehenlassen beim Dehnen, wie es im Yin Yoga praktiziert wird, muss meist erst (wieder) erlernt werden. Außerdem löst ein Warm-up grobe Verspannungen im Körper. Es mobilisiert die Gelenke und bereitet den Körper so optimal auf das passive Dehnen und Entspannen vor. Die Workouts 1 bis 3 auf den Seiten 16 bis 21 sind Vorschläge für Warm-ups.

Ausgleichsübungen für zwischendurch

Zwischen den einzelnen Yin-Yoga-Übungen (Asanas) wird klassischerweise eine Ausgleichshaltung geübt. Dies können neutrale sanfte oder auch kraftvolle Positionen sein, die für einige Atemzüge bis hin zu etwa einer Minute statisch gehalten oder auch dynamisch ausgeführt werden. Vertraue dabei deinem Gefühl, wie lange du in einer Ausgleichshaltung verweilen möchtest.

Die Ausgleichshaltungen in den Workouts sind auf das Thema abgestimmt, doch du darfst alternativ auch intuitiv eine andere Ausgleichshaltung einnehmen. Du kannst Ausgleichshaltungen auch weggelassen, wenn du das Gefühl hast, keine zu brauchen. Dann verkürzt sich die angegebene Trainingsdauer entsprechend. Vertraue auf dein Körpergefühl. Übe immer dann eine Ausgleichsübung, wenn du das Bedürfnis danach hast. Die einzelnen Ausgleichsübungen werden in Kapitel 3 vorgestellt und beschrieben.

Savasana – Rückenlage zur Entspannung

Savasana ist fester Bestandteil jeder Yogapraxis. Auch wenn diese Entspannungsübung unspektakulär aussieht, ist diese bewusste Entspannung sehr wichtig und wohltuend oder sogar heilsam. Der Körper findet in der Rückenlage mit geschlossenen Augen Bewegungslosigkeit und Stille, während der Geist wach und fokussiert bleibt. Der Körper ruht schlafähnlich und du übst dich in Achtsamkeit. Damit ist Savasana eine der schwierigsten, wenn nicht sogar die anspruchsvollste aller Yogaübungen. Savasana ist keine reine Erholungsübung nach dem Training, sondern auch ein Nachwirkenlassen sowie eine bewusste, hochwertige und nachhaltige Tiefenentspannung. Nimm dir ausreichend Zeit dafür. Empfehlenswert sind 8 bis 10 Minuten, unabhängig davon, wie lange das Workout war. Wenn nicht so viel Zeit zur Verfügung steht, kann Savasana auch verkürzt werden. Damit kann die Übung allerdings nicht mehr so tief wirken.

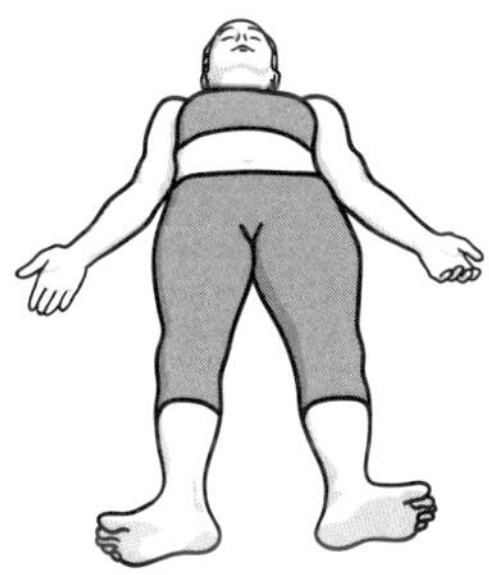

Die Workouts

2

1 Warm-up – Kurzprogramm

Trainingsdauer: 5 Minuten

1 2 3

	Übungen	Dauer/ Wiederholungen	Seitenwechsel	Intensität	Seite
1	Sufikreise	1–2 Minuten	x	1	118
2	Flankendehnung	3-mal dynamisch	x	1	119
3	Dynamischer Sprinter	5-mal dynamisch	x	2	120

Wirkung: Der ganze Körper wird mobilisiert, die Wirbelsäule in alle Richtungen durchbewegt und die oftmals verspannte oder sogar verkürzte Hüftbeugemuskulatur wird angenehm gedehnt.

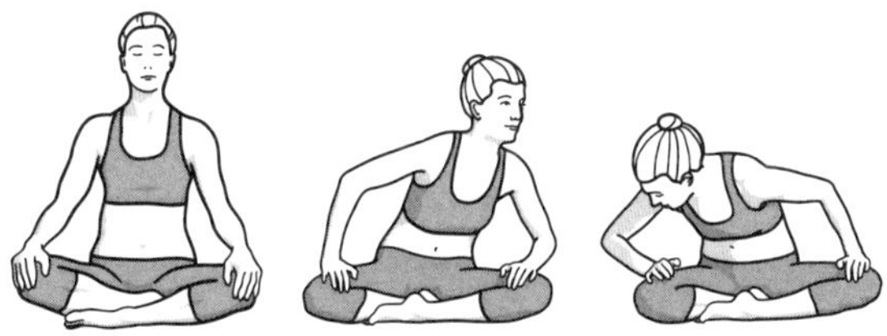

1 Sufikreise

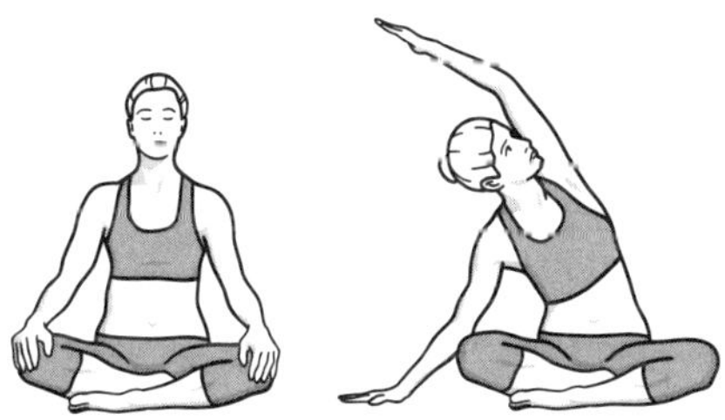

2 Flankendehnung

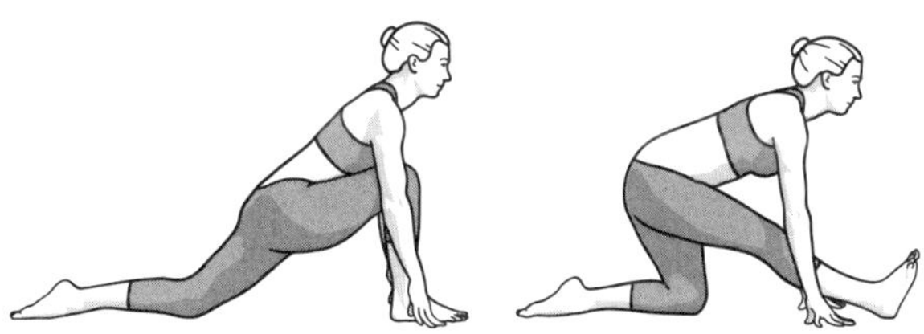

3 Dynamischer Sprinter

2 Warm-up für eine geschmeidige Wirbelsäule

Trainingsdauer: 5 Minuten

1 2 3

	Übungen	Wiederholungen	Seitenwechsel	Intensität	Seite
1	Kamelritt	5-mal dynamisch		1	120
2	Flankendehnung	3-mal dynamisch	x	1	119
3	Twist aus dem Vierfüßlerstand	5-mal dynamisch	x	2	119
4	Walking Dog	5-mal dynamisch		2	119
5	»Langer Rücken«-Vorbeuge	5-mal dynamisch		2	120

Wirkung: Da alle Bewegungsrichtungen der Wirbelsäule ausgeführt werden, können sich Spannungen lösen, grobe Verspannungen und Verklebungen im Fasziengewebe werden gelockert.

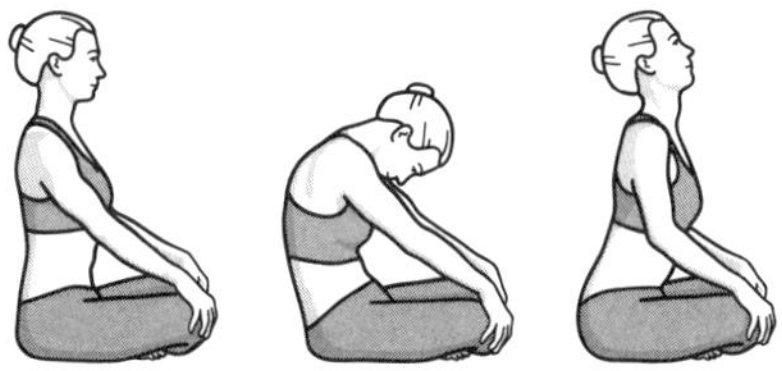

1 Kamelritt

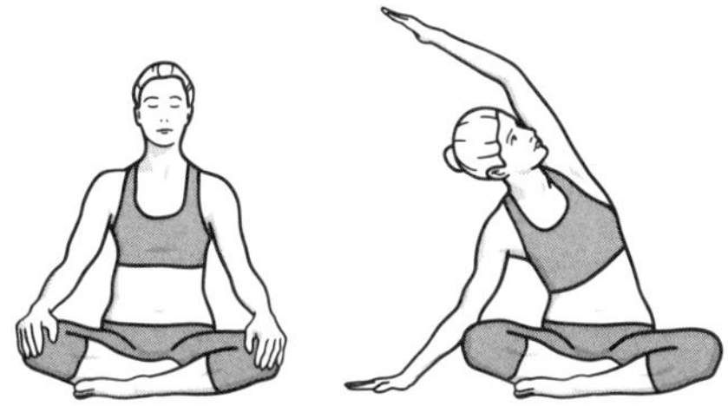

2 Flankendehnung

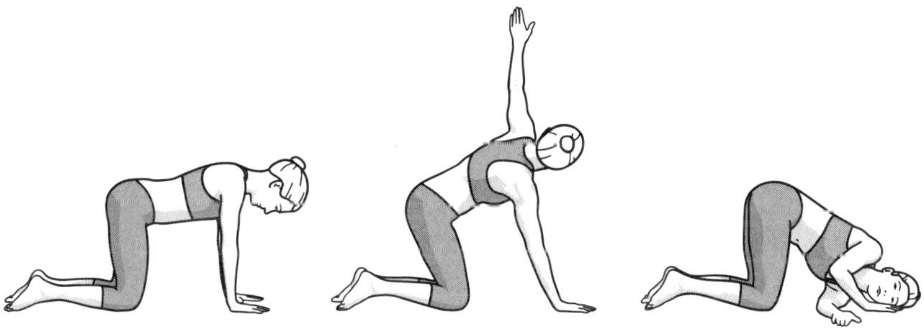

3 Twist aus dem Vierfüßlerstand

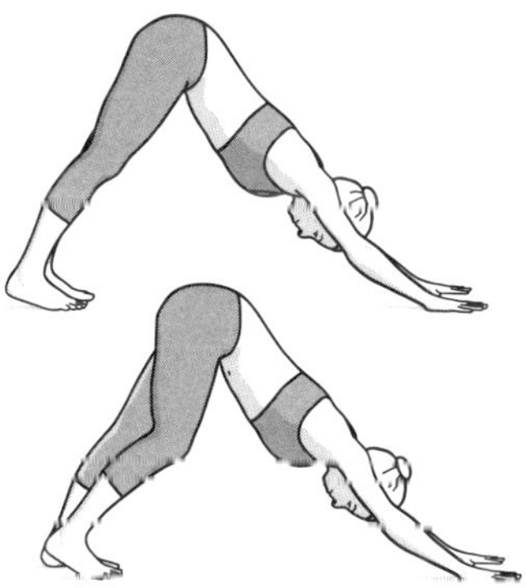

4 Walking Dog

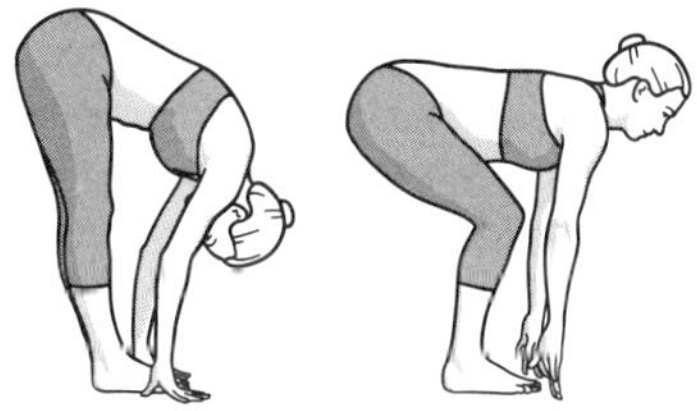

5 »Langer Rücken«-Vorbeuge

3 Warm-up intensiv

Trainingsdauer: 10 Minuten

1 2 3

	Übungen	Dauer/ Wiederholungen	Seitenwechsel	Intensität	Seite
1	Sufikreise	1–2 Minuten	x	1	118
2	Kamelritt	5-mal dynamisch		1	120
3	Flankendehnung	3-mal dynamisch	x	2	119
4	Katze – Kuh	5-mal dynamisch		1	118
5	Twist aus dem Vierfüßlerstand	5-mal dynamisch	x	2	119
6	Walking Dog	5-mal dynamisch		2	119
7	»Langer Rücken«-Vorbeuge	5-mal dynamisch		2	120
8	Dynamischer Sprinter	5-mal dynamisch	x	2	120
9	Dynamische Kobra	5-mal dynamisch		2	121

Wirkung: Alle Gelenke und Muskelgruppen werden hier durchbewegt, mobilisiert und aufgewärmt. Nach diesem ausgiebigen Warm-up können die Yin-Yoga-Workouts noch tiefer wirken.

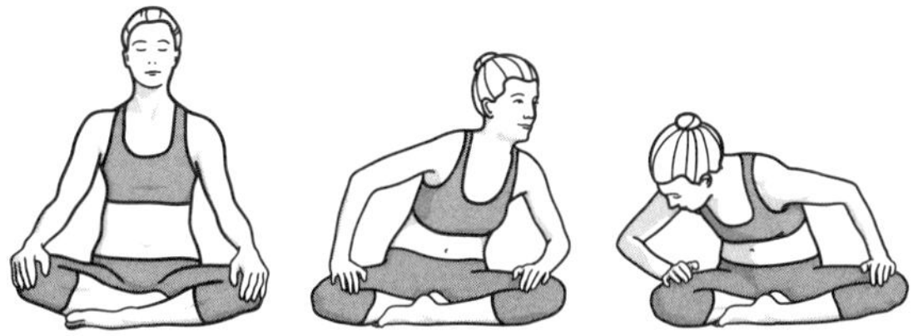

1 Sufikreise

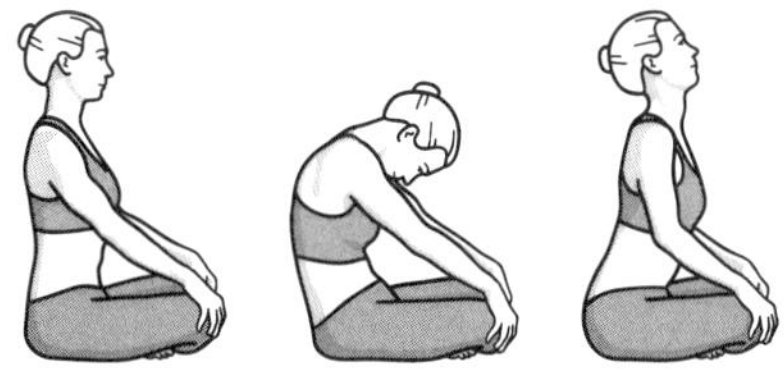

2 Kamelritt

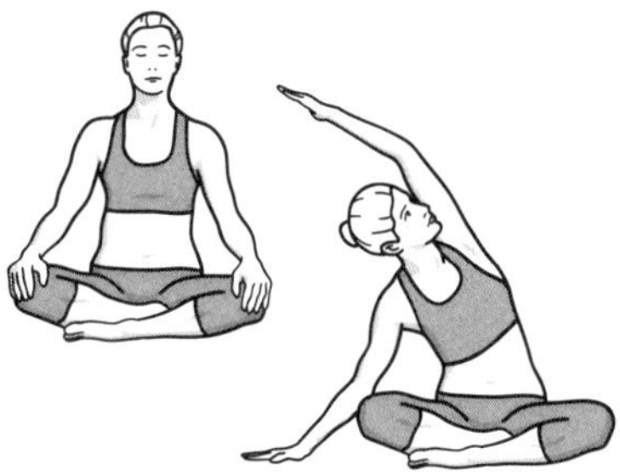

3 Flankendehnung

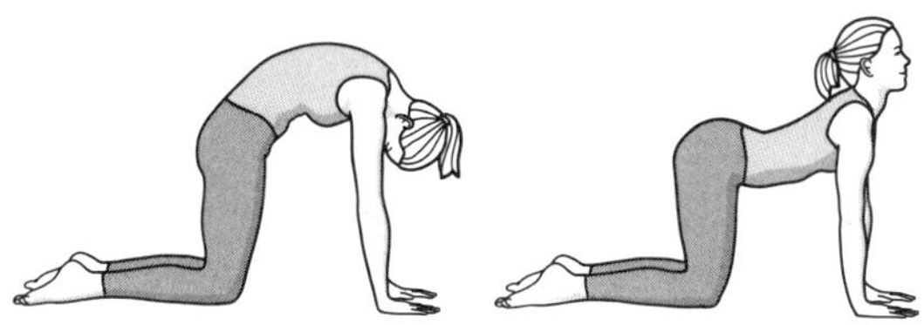

4 Katze – Kuh

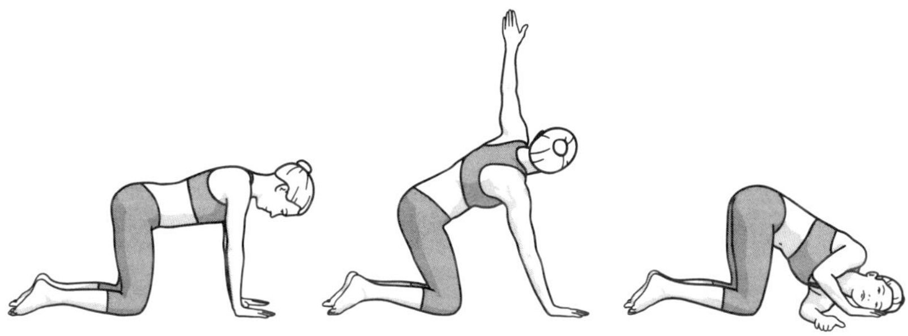

5 Twist aus dem Vierfüßlerstand

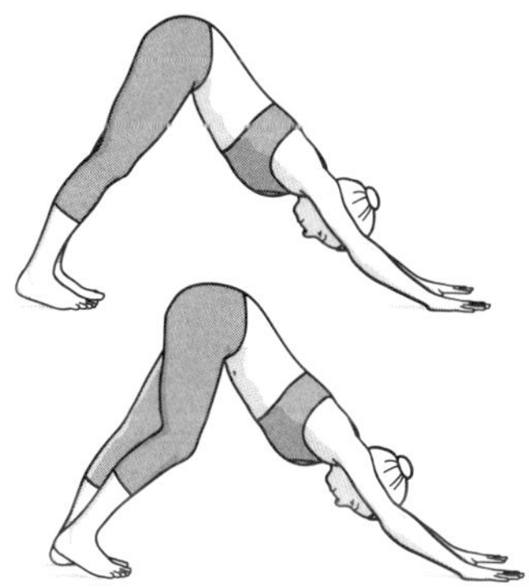

6 Walking Dog

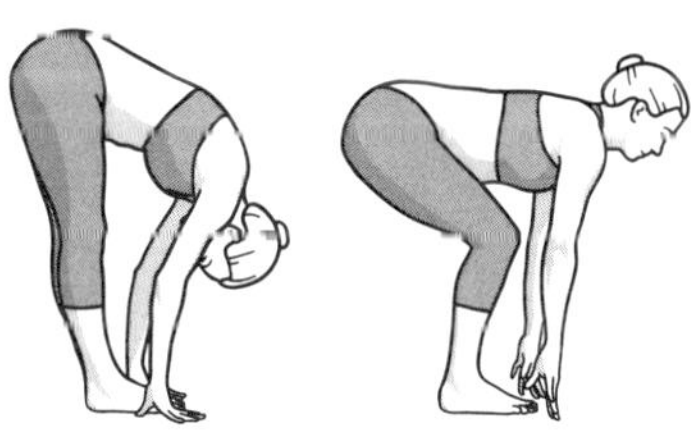

7 »Langer Rücken«-Vorbeuge

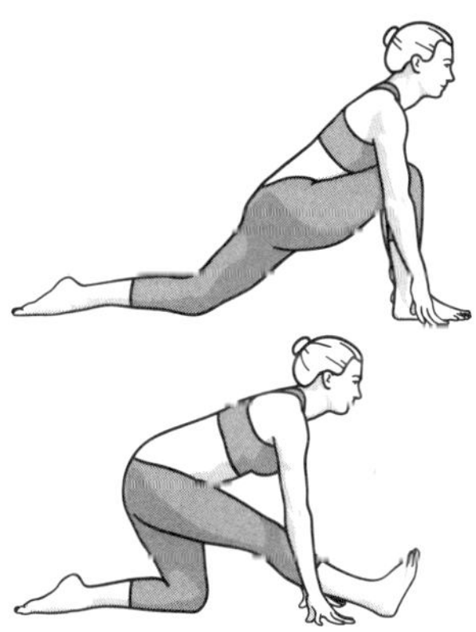

8 Dynamischer Sprinter

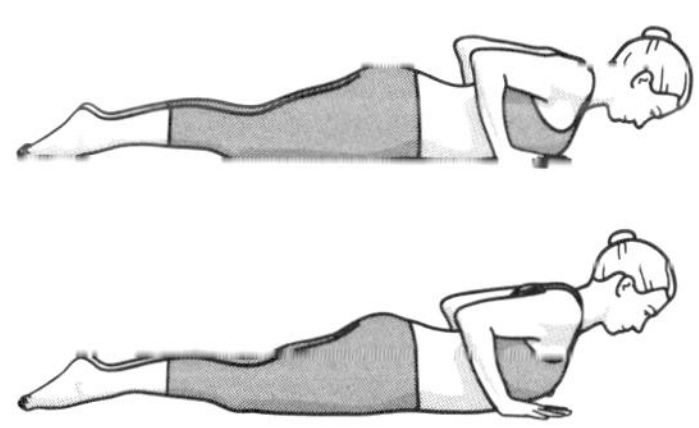

9 Dynamische Kobra

4 Entspannung von Kopf bis Fuß – Einsteiger

Trainingsdauer: 15 Minuten

1 2 3

	Übungen	Dauer in Minuten	Seiten-wechsel	Ausgleichshaltung	Intensität	Seite
1	Dangling Pose	1		Herabschauender Hund	1	124
2	Halber Frosch	2	x	Bauchlage	1	125
3	Easy Twist	2	x	Rückenlage	1	134
4	Wasserfall	2		Päckchen	1	135

Wirkung: Die sanften Yin-Yoga-Übungen lösen Spannung aus dem ganzen Körper. Die Haltedauer ist dabei bewusst kurz gehalten – daher eignet sich diese Abfolge ideal, um Yin Yoga kennenzulernen, oder als kurze Trainingseinheit für zwischendurch.

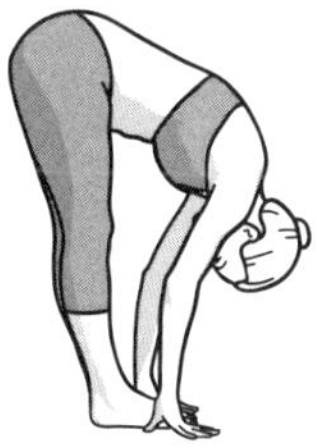

1 Dangling Pose

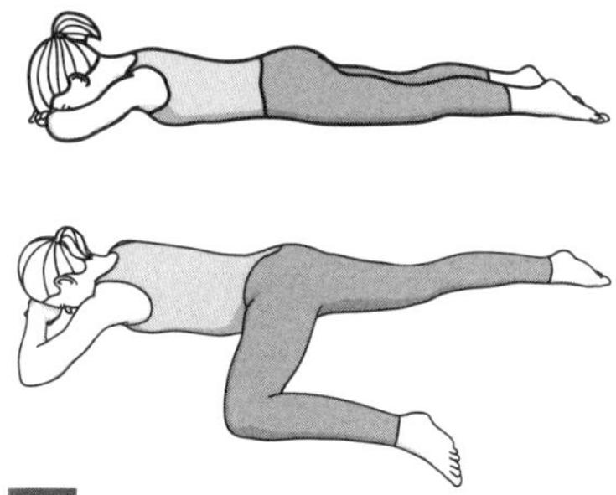

2 Halber Frosch

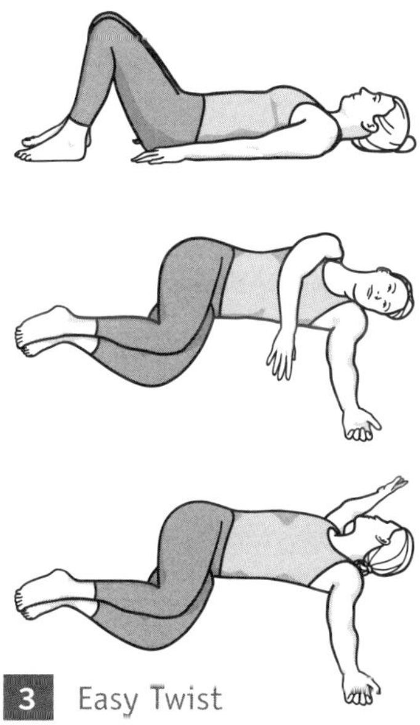

3 Easy Twist

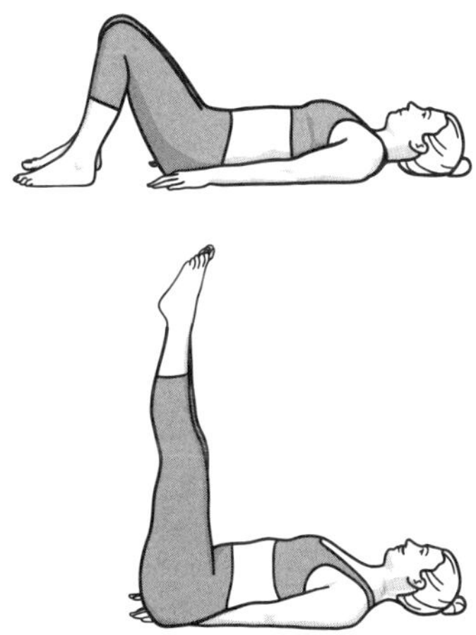

4 Wasserfall

5 Entspannung von Kopf bis Fuß – Geübte

Trainingsdauer: 20 Minuten

1 **2** 3

	Übungen	Dauer in Minuten	Seiten-wechsel	Ausgleichshaltung	Intensität	Seite
1	Dangling Pose	1,5		Herabschauender Hund	1	124
2	Schlafender Drache	3	x	Herabschauender Hund	3	125
3	Frosch	3		Beine ausschütteln	2	126
4	Korkenzieher	3	x	Päckchen	2	134
5	Schulterbrücke gestützt	3		Päckchen	2	135

Wirkung: Der ganze Körper wird in den wichtigsten Muskelgruppen angenehm gedehnt, wodurch nicht nur auf physischer, sondern auch auf mentaler Ebene ein Gefühl von Entspanntsein entsteht. Der Fokus liegt auf der Entspannung der Rückenmuskulatur sowie auf mehr Beweglichkeit für die Hüftgelenke.

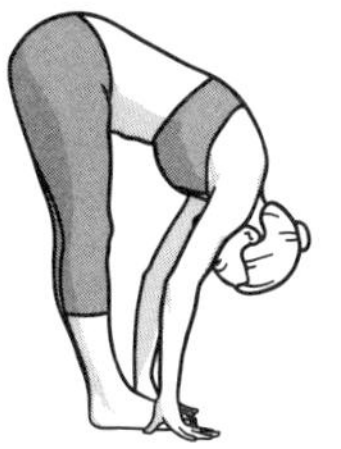

1 Dangling Pose

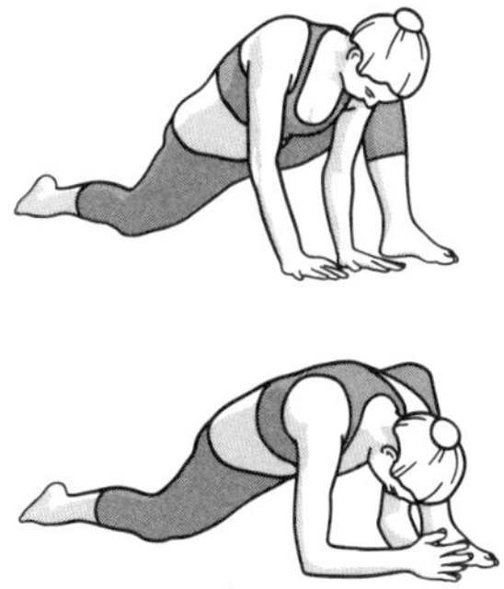

2 Schlafender Drache

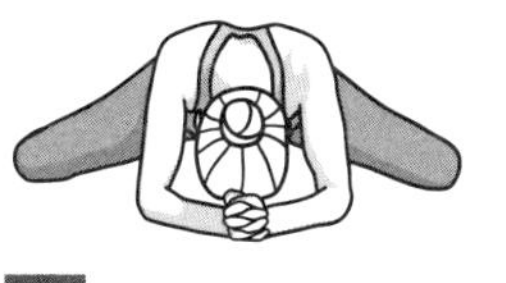

3 Frosch

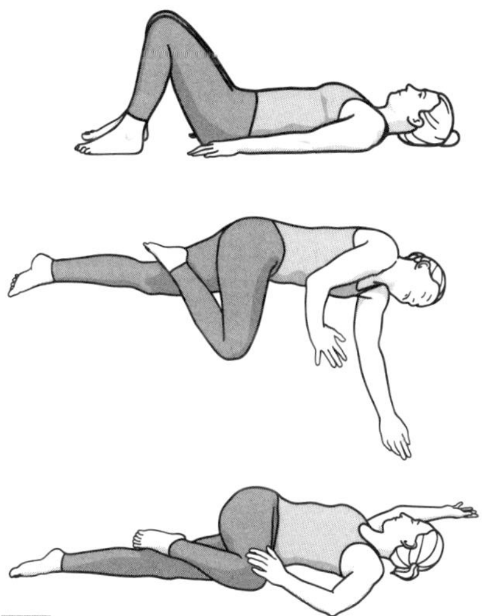

4 Korkenzieher

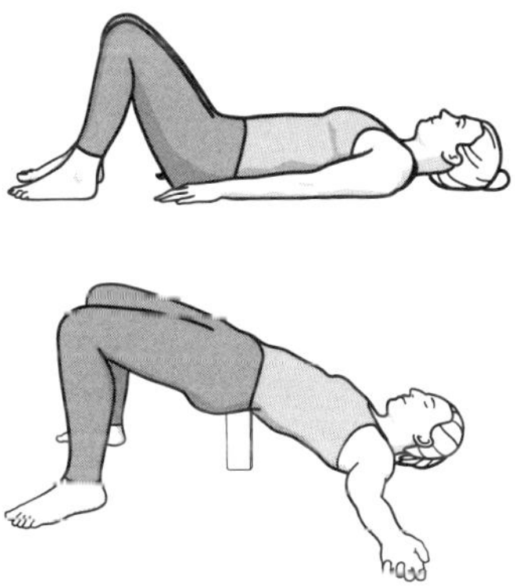

5 Schulterbrücke gestützt

6 Freie Hüften – Blitzprogramm

Trainingsdauer: 12 Minuten

1 2 3

	Übungen	Dauer in Minuten	Seitenwechsel	Ausgleichshaltung	Intensität	Seite
1	Hocke	1,5		Herabschauender Hund	2	129
2	Reh	2	x	–	1	128
3	Halber Schmetterling	2	x	Scheibenwischer	1	130
4	Schulterbrücke gestützt	2		Päckchen	1	135

Wirkung: Ein kompaktes Workout mit ausgewählten Übungen für Freiheit, Beweglichkeit und Entspannung in den Hüftgelenken.

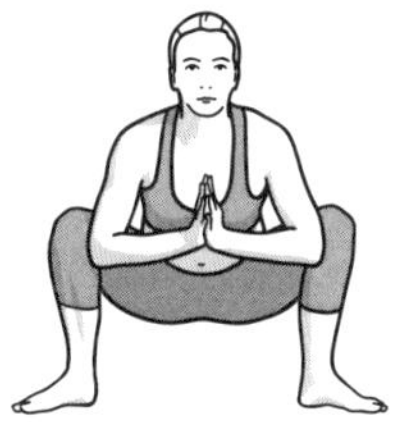

1 Hocke

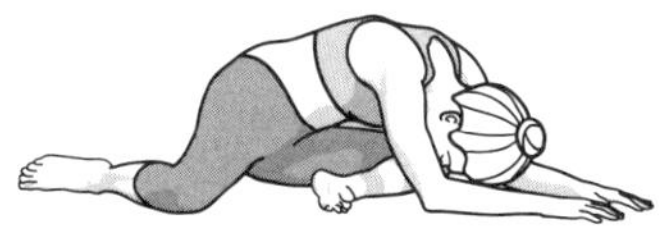

2 Reh

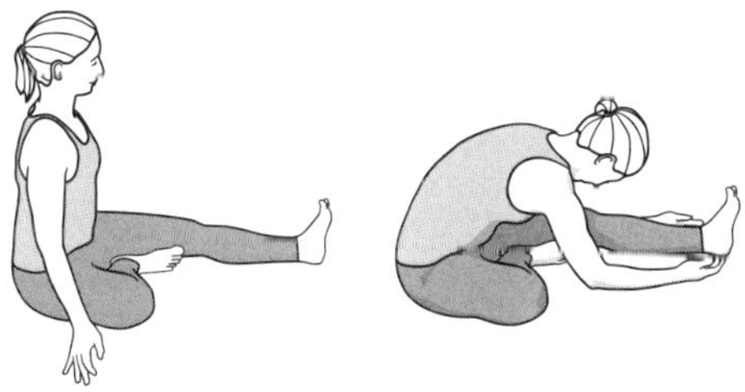

3 Halber Schmetterling

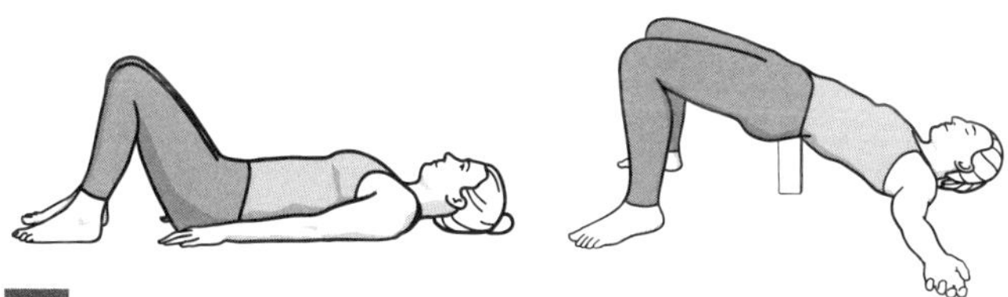

4 Schulterbrücke gestützt

7 Freie Hüftgelenke – Einsteiger

Trainingsdauer: 20 Minuten

1 2 3

	Übungen	Dauer in Minuten	Seiten-wechsel	Ausgleichshaltung	Intensität	Seite
1	Drache	2	x	Herabschauender Hund	2	125
2	Halber Frosch	3	x	Bauchlage	1	125
3	Schmetterling	3		Beine ausschütteln	2	131
4	Halbes Happy Baby	2	x	Scheibenwischer	2	130
5	Nadelöhr	2	x	Rückenlage mit aufgestellten Füßen	2	135

Wirkung: Ausgewählte Übungen sorgen für freie und bewegliche Hüftgelenke. Dabei werden auch die Hüftaußenrotatoren gedehnt, was Ischiasbeschwerden vorbeugt oder sogar lindern kann.

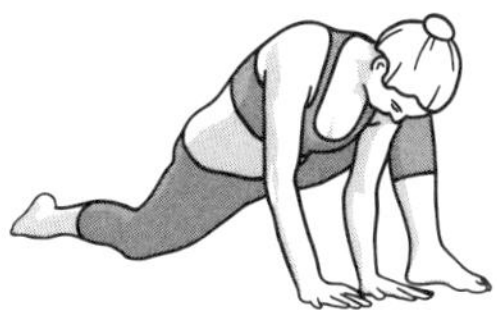

1 Drache

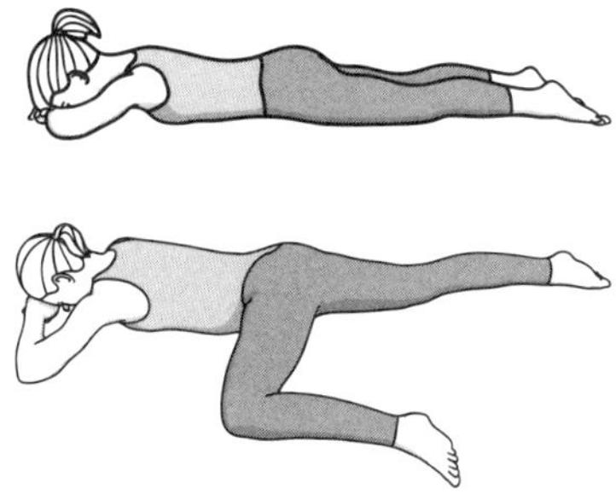

2 Halber Frosch

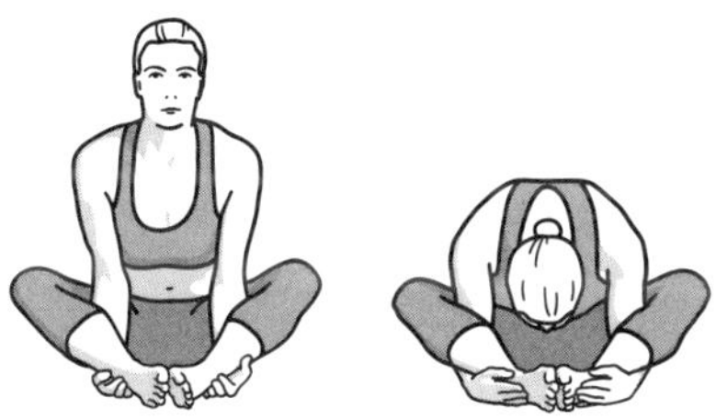

3 Schmetterling

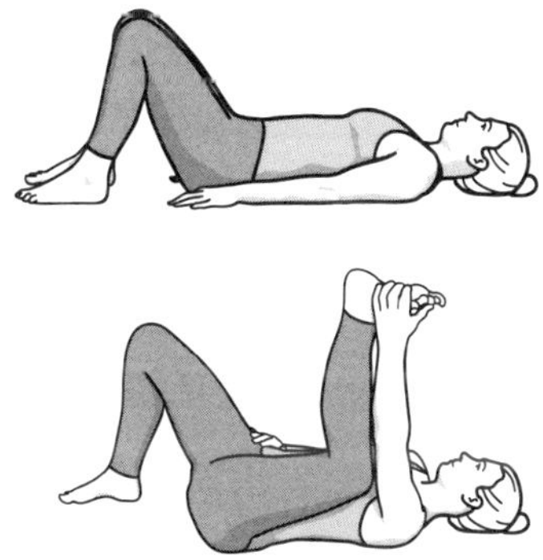

4 Halbes Happy Baby

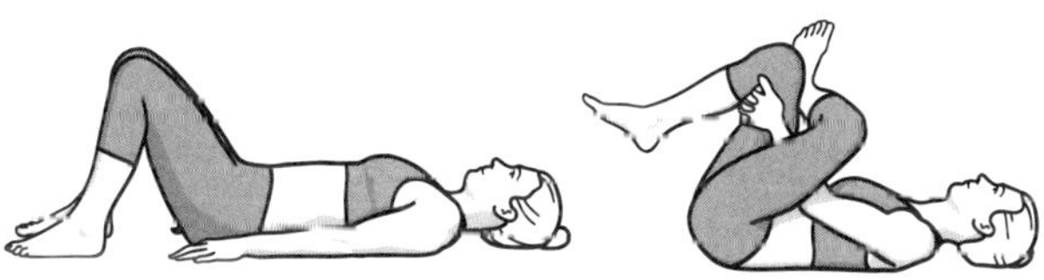

5 Nadelöhr

8 Freie Hüftgelenke – Geübte

Trainingsdauer: 35 Minuten

1 **2** 3

	Übungen	Dauer in Minuten	Seiten-wechsel	Ausgleichshaltung	Intensität	Seite
1	Schlafender Drache	3	x	Herabschauender Hund	3	125
2	Frosch	2		Beine ausschütteln	2	126
3	Schlafende Libelle	3		Scheibenwischer	3	132
4	Schlafender Schwan	3	x	Herabschauender Hund	2	128
5	Schnürsenkel	4	x	Beine ausschütteln	3	128
6	Happy Baby	2		Scheibenwischer	2	130

Wirkung: Diese Folge hüftöffnender Übungen sorgt für freie, bewegliche und zugleich entspannte Hüftgelenke. Auch die Hüftaußenrotatoren werden gedehnt, was Ischiasbeschwerden vorbeugt oder diese sogar lindern kann.

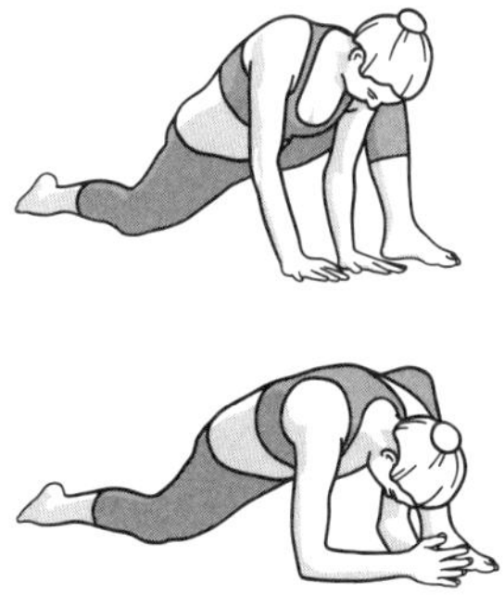

1 Schlafender Drache

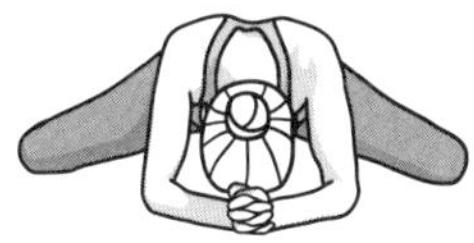

2 Frosch

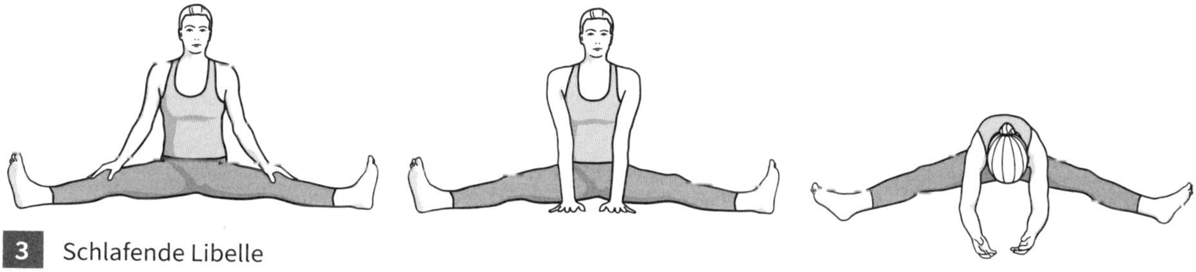

3 Schlafende Libelle

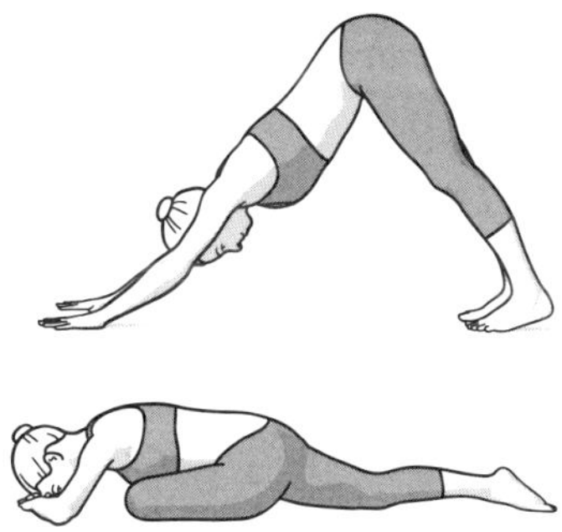

4 Schlafender Schwan

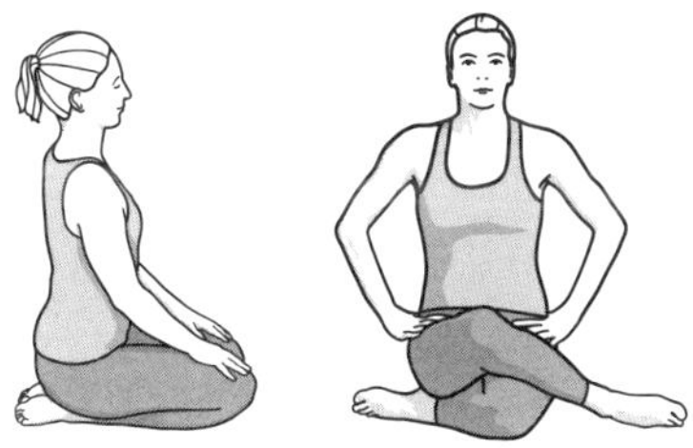

5 Schnursenkel

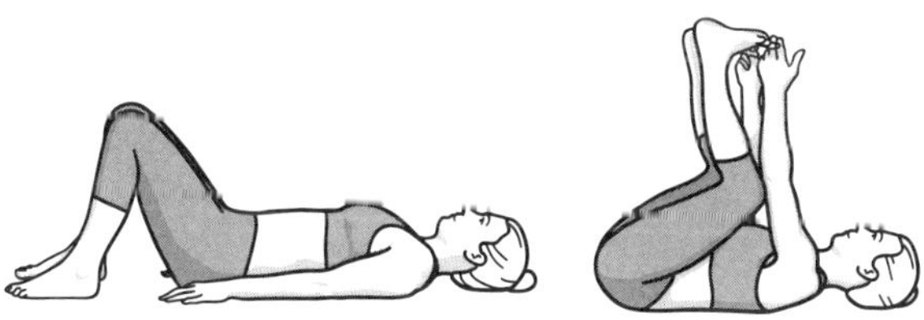

6 Happy Baby

9 Freie Hüftgelenke – Profis

Trainingsdauer: 50 Minuten

1 2 **3**

	Übungen	Dauer in Minuten	Seiten-wechsel	Ausgleichshaltung	Intensität	Seite
1	Schlafender Drache	3	x	Herabschauender Hund	3	125
2	Frosch	3		Beine ausschütteln	2	126
3	Libelle – Flankendehnung	2	x	Scheibenwischer	3	132
4	Einseitige Libelle	2	x	Scheibenwischer	3	133
5	Schlafende Libelle	3		Scheibenwischer	3	132
6	Schlafender Schwan	3	x	Herabschauender Hund	2	128
7	Schnürsenkel	4	x	Beine ausschütteln	3	128
8	Happy Baby	2		Scheibenwischer	2	130
9	Schulterbrücke gestützt	3		Päckchen	2	135

Wirkung: Ein intensives Workout für freie, bewegliche und entspannte Hüftgelenke. Auch die Hüftaußenrotatoren werden ausgiebig gedehnt, um Ischiasbeschwerden vorzubeugen oder diese zu lindern.

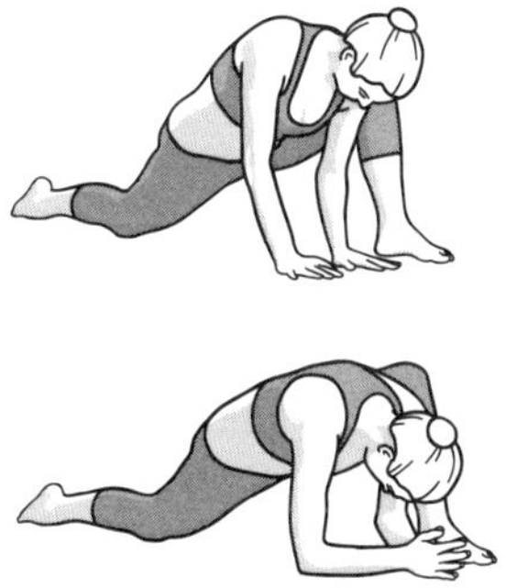

1 Schlafender Drache

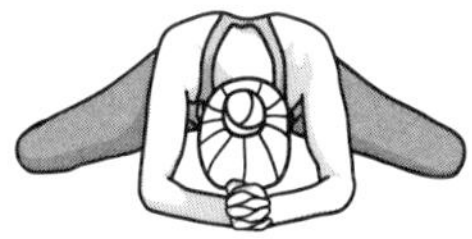

2 Frosch

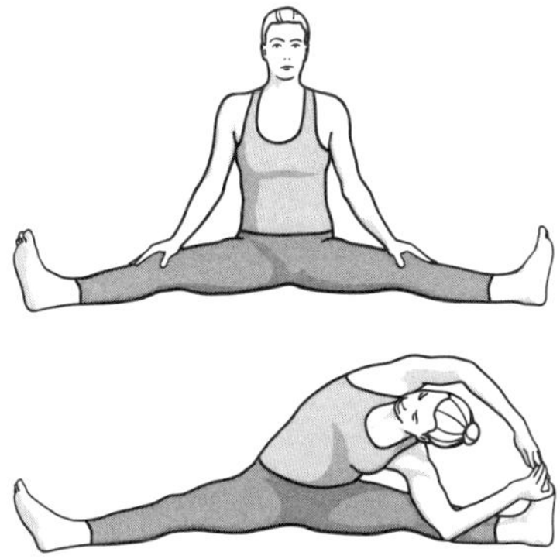

3 Libelle – Flankendehnung

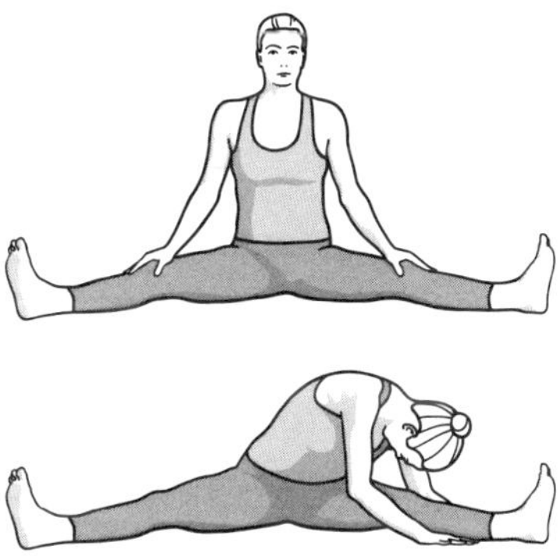

4 Einseitige Libelle

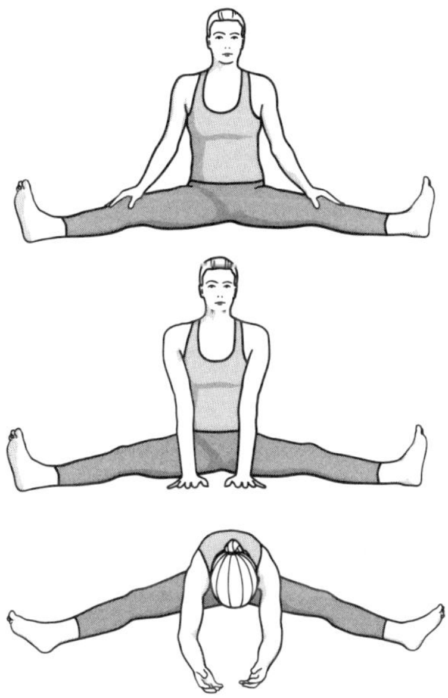

5 Schlafende Libelle

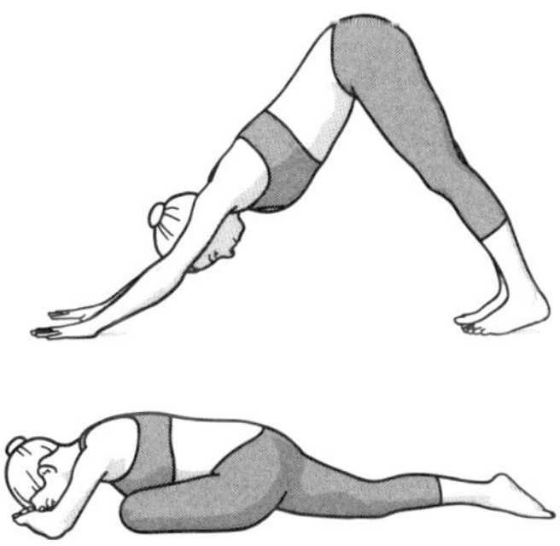

6 Schlafender Schwan

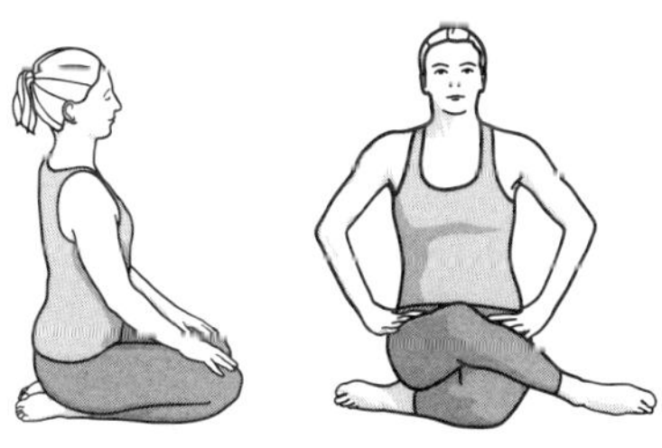

7 Schnürsenkel

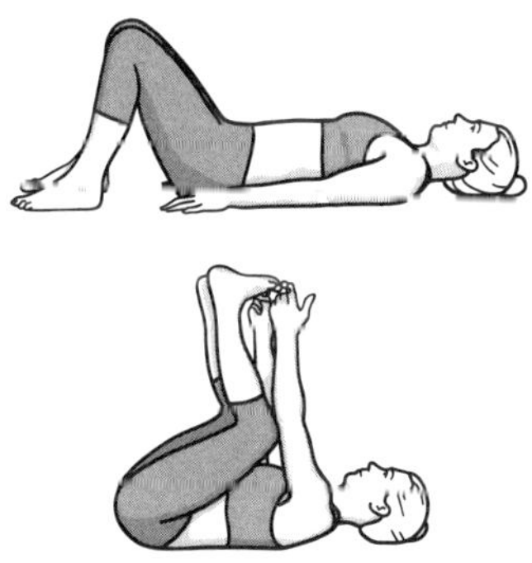

8 Happy Baby

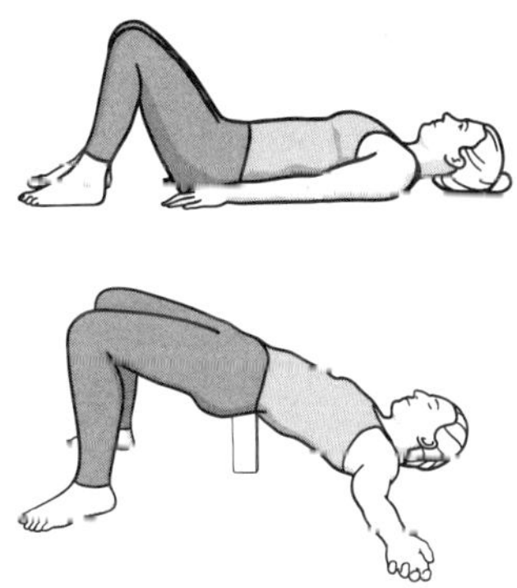

9 Schulterbrücke gestützt

10 Entspannte Beine – Einsteiger

Trainingsdauer: 35 Minuten

1 2 3

	Übungen	Dauer in Minuten	Seiten-wechsel	Ausgleichshaltung	Intensität	Seite
1	Drache	2	x	Herabschauender Hund	2	125
2	Zehensitz	1		Herabschauender Hund	3	127
3	Halber Frosch	3	x	Bauchlage	1	125
4	Halber Schmetterling	2	x	Beine ausschütteln	2	130
5	Raupe	2		Scheibenwischer	2	131
6	Nadelöhr	2	x	Rückenlage mit aufgestellten Füßen	2	135
7	Korkenzieher	2	x	Rückenlage mit aufgestellten Füßen	2	134
8	Wasserfall	3		Rückenlage	1	135

Wirkung: Dieses Wellnessprogramm dehnt die Fußsohlen und die gesamte Bein- und Hüftmuskulatur. Unsere Füße und Beine tragen uns durch das Leben. Der stets spürbare Bodenkontakt bei diesem Workout schenkt zudem innere Stabilität und ein angenehmes Gefühl von Geerdetsein.

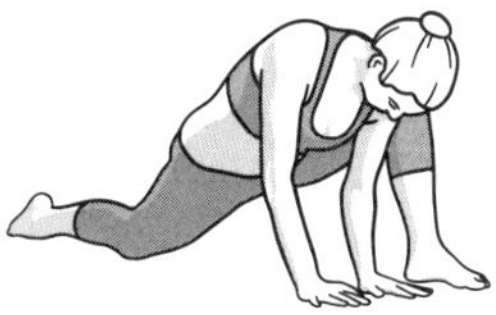

1 Drache

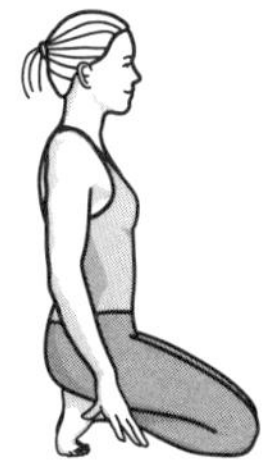

2 Zehensitz

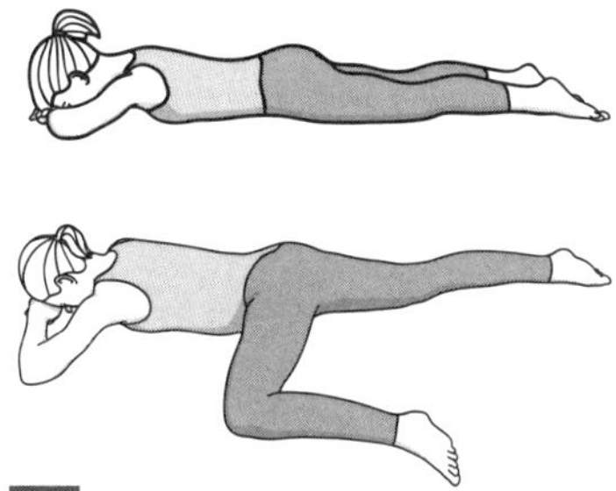

3 Halber Frosch

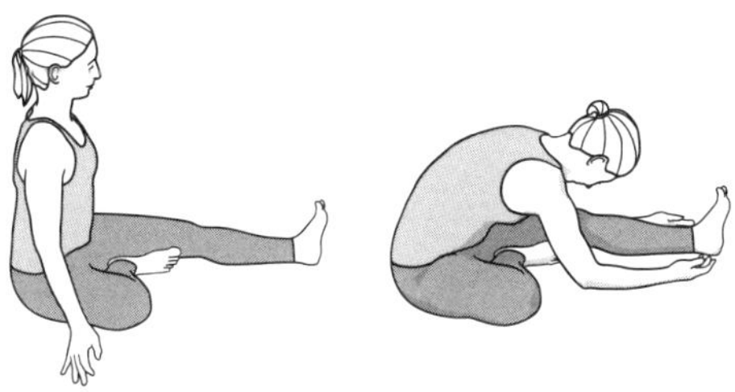

4 Halber Schmetterling

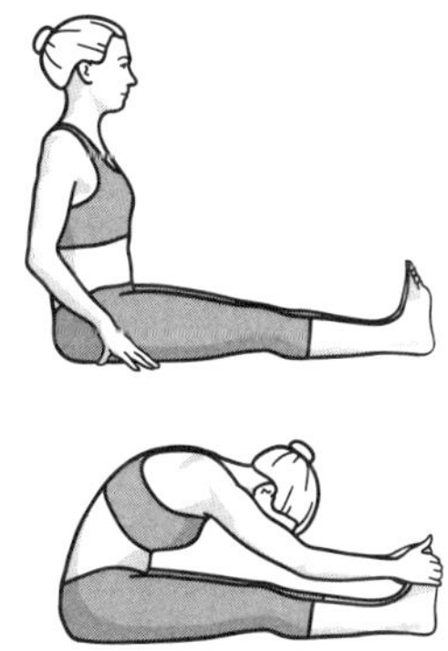

5 Raupe

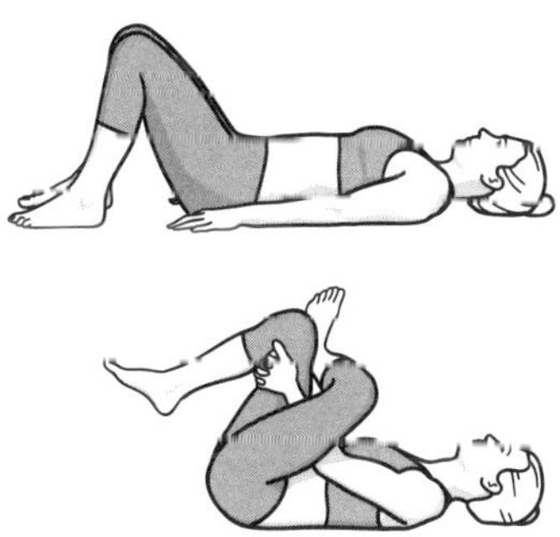

6 Nadelöhr

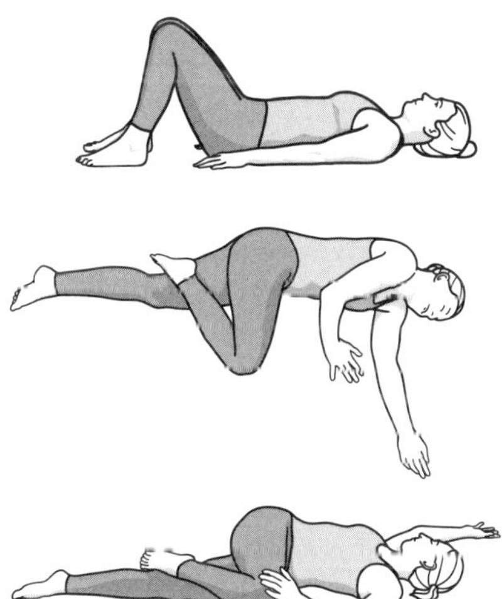

7 Korkenzieher

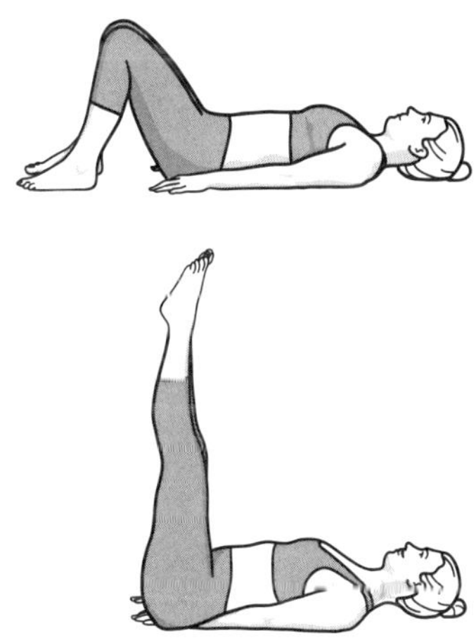

8 Wasserfall

11 Entspannte Beine – Geübte

Trainingsdauer: 50 Minuten

1 **2** 3

	Übungen	Dauer in Minuten	Seiten-wechsel	Ausgleichshaltung	Intensität	Seite
1	Zehensitz	3		Herabschauender Hund	3	127
2	Schlafender Drache	4	x	Herabschauender Hund	3	125
3	Hocke	3		Beine ausschütteln	2	129
4	Raupe	4		Scheibenwischer	3	131
5	Schlafende Libelle	5		Scheibenwischer	3	132
6	Schnürsenkel	4	x	Scheibenwischer	3	128
7	Korkenzieher	4	x	Rückenlage mit aufgestellten Füßen	2	134
8	Wasserfall	4		Rückenlage	1	135

Wirkung: Ein intensives Wellnessprogramm für die Füße und Beine, unsere tragenden Säulen im Leben. Die Fußsohlen und die gesamte Bein- und Hüftmuskulatur werden ausgiebig gedehnt und mobilisiert. Spannung, Verspannung und fasziale Verklebungen können sich lösen und die Energie kann wieder fließen. Innerlich entsteht ein Gefühl von Erdung, Stabilität und Geborgenheit.

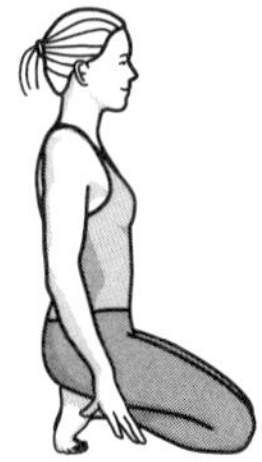

1 Zehensitz

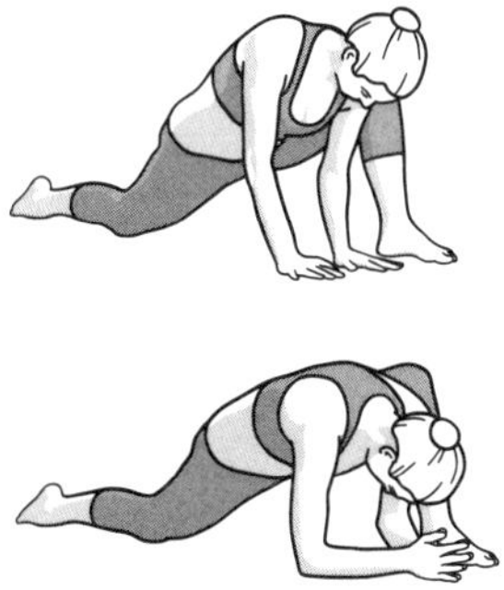

2 Schlafender Drache

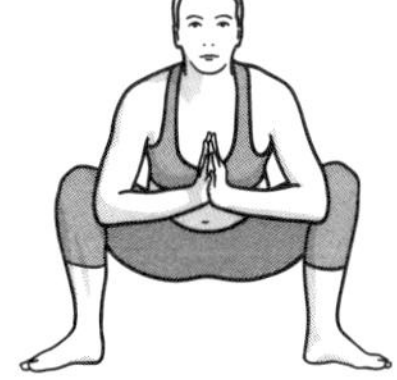

3 Hocke

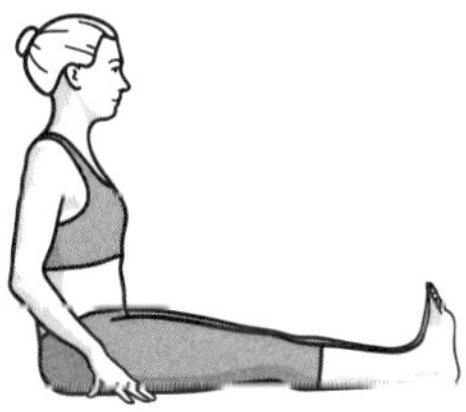

4 Raupe

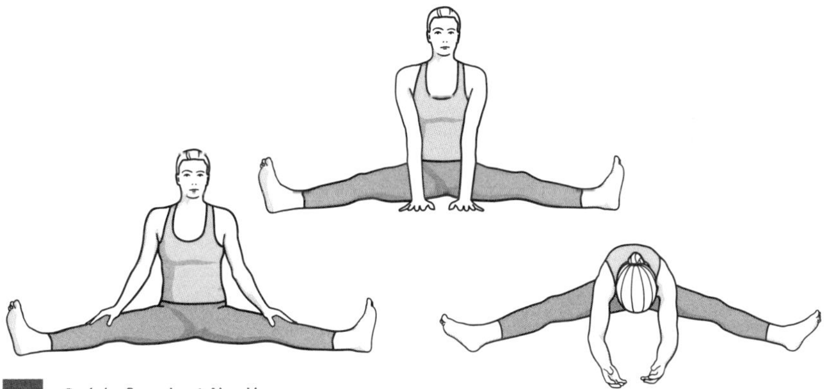

5 Schlafende Libelle

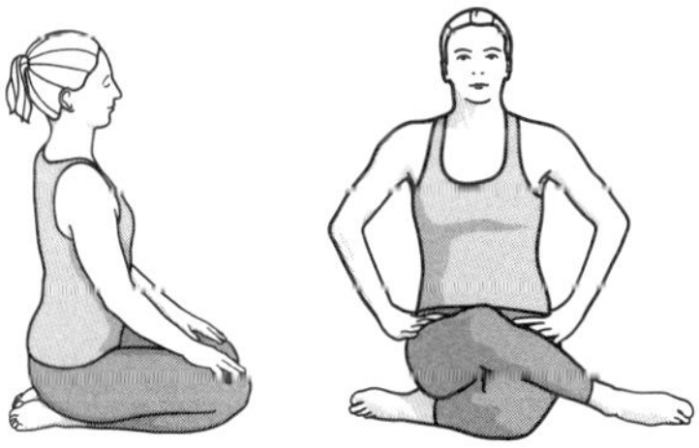

6 Schnürsenkel

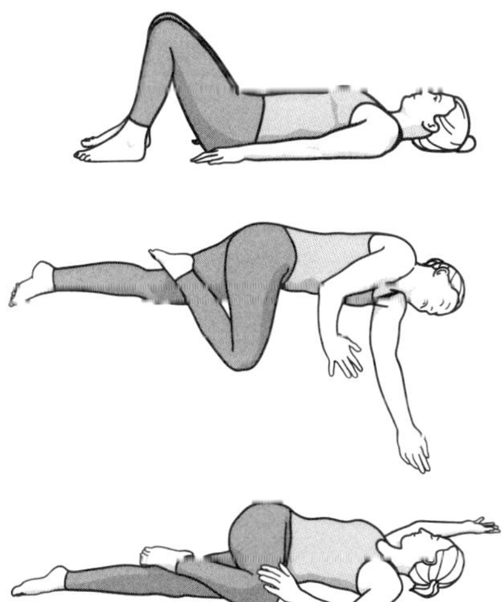

7 Korkenzieher

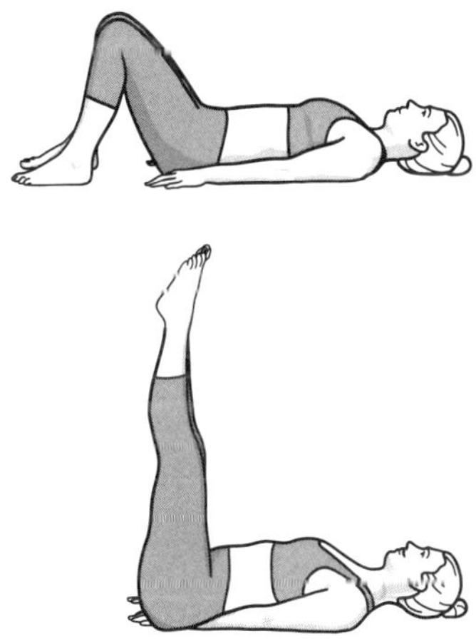

8 Wasserfall

12 Freie und entspannte Schultern – Einsteiger

Trainingsdauer: 20 Minuten

1 2 3

	Übungen	Dauer in Minuten	Seiten-wechsel	Ausgleichshaltung	Intensität	Seite
1	Dangling Pose	1		Herabschauender Hund	1	124
2	Banane	3	x	Tisch	1	129
3	Schmelzendes Herz	2		Bauchlage	2	126
4	Open Wings	2	x	Bauchlage	1	133
5	Kind	2		Scheibenwischer	1	136
6	Fisch gestützt	3		Päckchen	1	136

Wirkung: Eine Mischung aus Loslassen und mobilisierenden Dehnimpulsen für den Schulter- und Brustbereich schenkt Freiheit und Beweglichkeit in den Schultergelenken und im gesamten Schultergürtel.

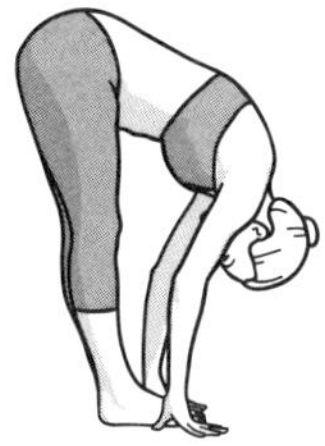

1 Dangling Pose

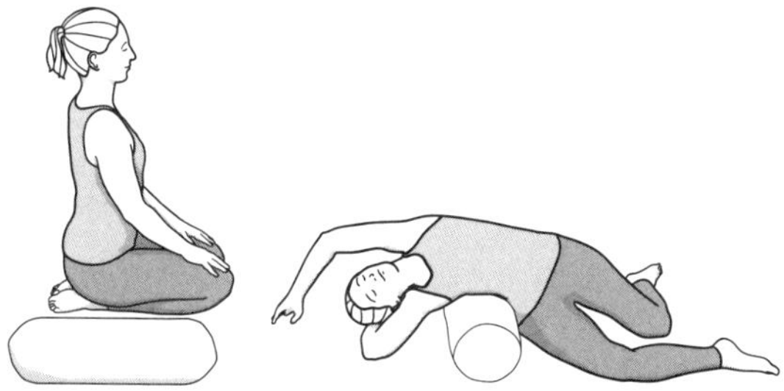

2 Banane

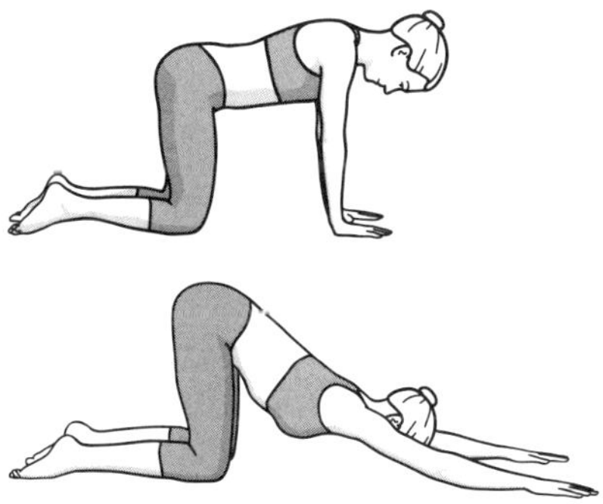

3 Schmelzendes Herz

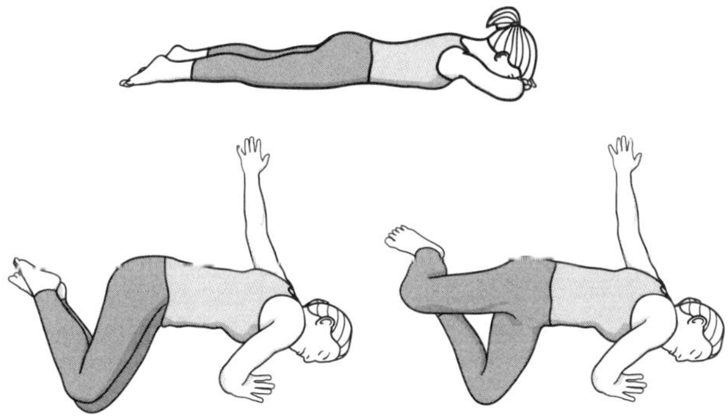

4 Open Wings

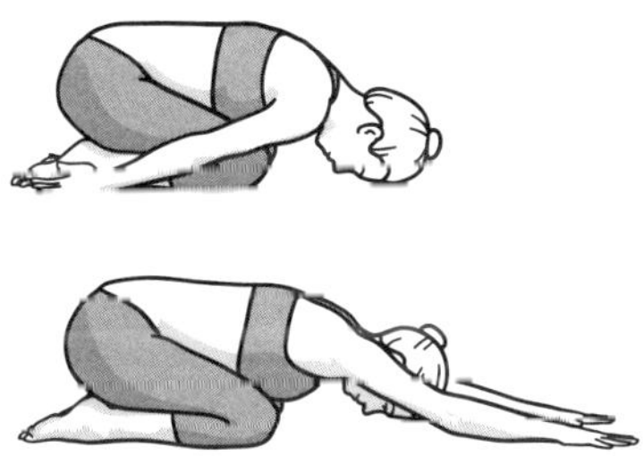

5 Kind

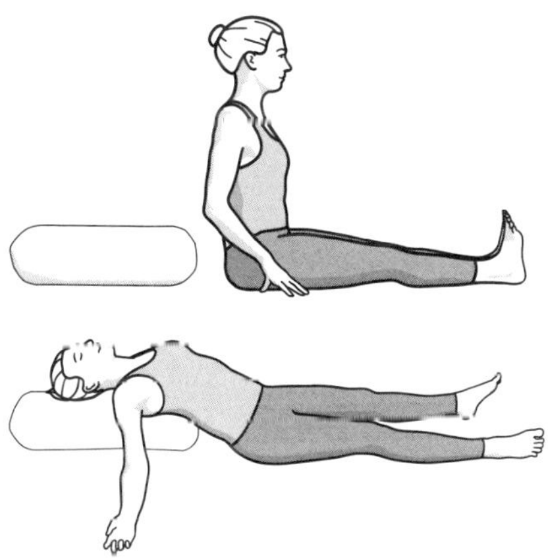

6 Fisch gestützt

13 Freie und entspannte Schultern – Geübte

Trainingsdauer: 35 Minuten

1 **2** 3

	Übungen	Dauer in Minuten	Seiten-wechsel	Ausgleichshaltung	Intensität	Seite
1	Dangling Pose	1,5		Herabschauender Hund	1	124
2	Banane	4	x	Tisch	1	129
3	Schmelzendes Herz	3		Bauchlage	2	126
4	Liegende Katze	3	x	Bauchlage	2	126
5	Open Wings	3	x	Bauchlage	1	133
6	Kamel	1,5		Kind	3	127
7	Korkenzieher	2	x	Scheibenwischer	1	134

Wirkung: Eine Mischung aus sanften und fordernden Übungen sorgt für freie Schultern und eine entspannte Schulter-Nacken-Region. Der Fokus liegt einerseits auf Loslassen und Entspannen und zudem auf mobilisierenden Dehnungen.

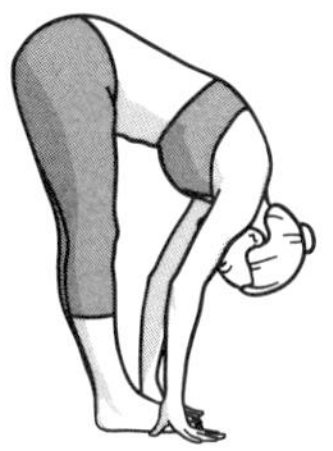

1 Dangling Pose

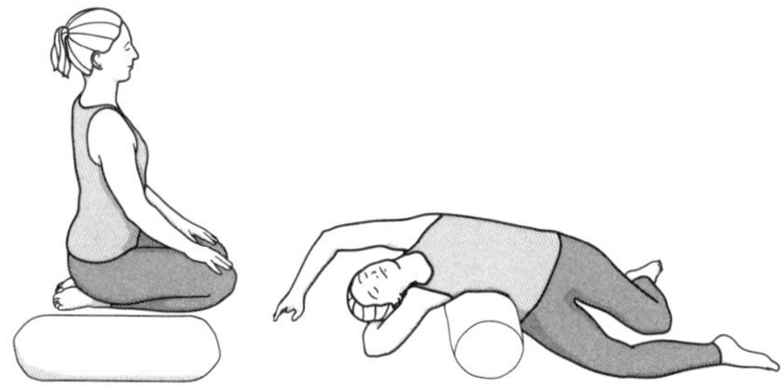

2 Banane

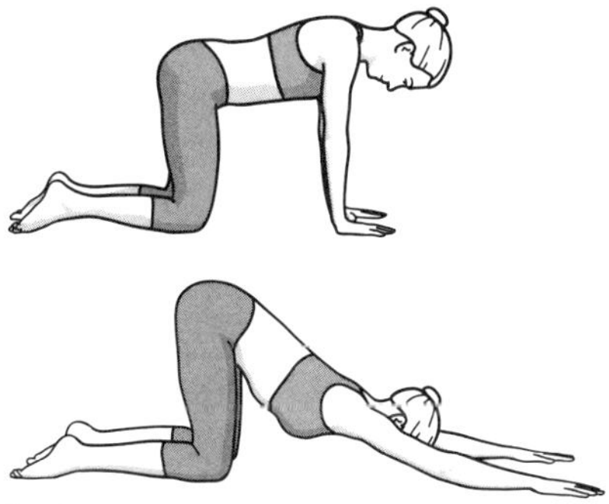

3 Schmelzendes Herz

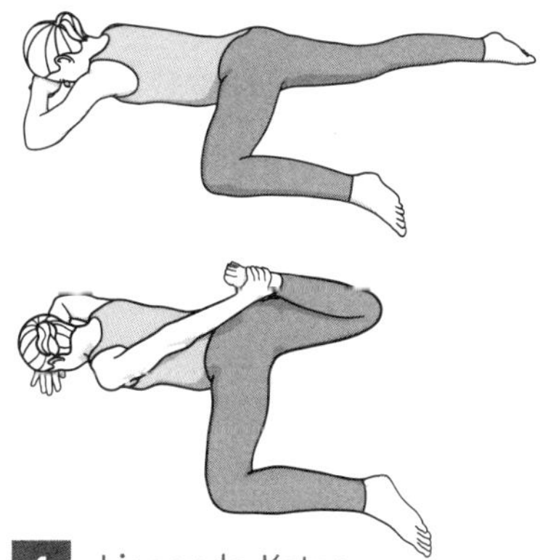

4 Liegende Katze

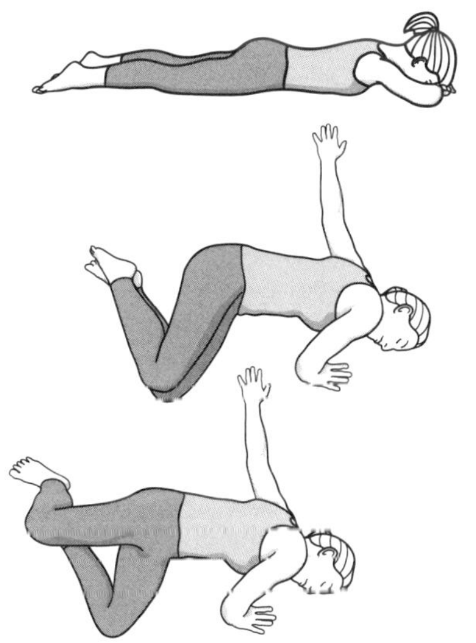

5 Open Wings

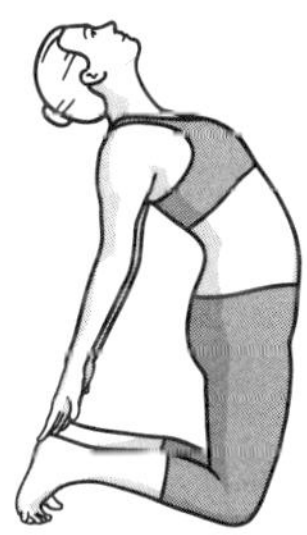

6 Kamel

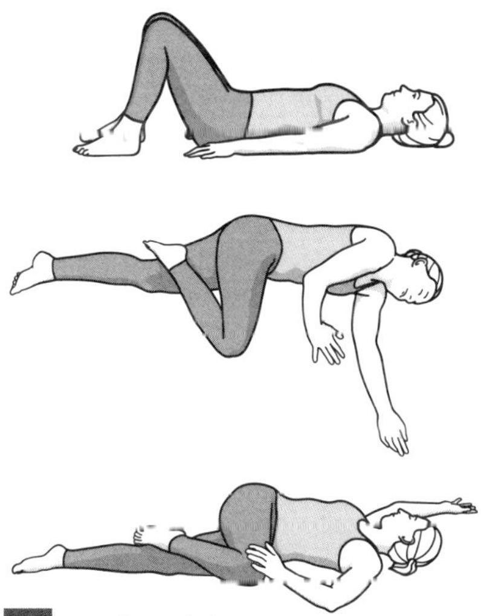

7 Korkenzieher

14 Anti-Stress-Blitzprogramm

Trainingsdauer: 12 Minuten

1 2 3

	Übungen	Dauer in Minuten	Seiten-wechsel	Ausgleichshaltung	Intensität	Seite
1	Zehensitz	1		Herabschauender Hund	2	127
2	Dangling Pose	1		Herabschauender Hund	1	124
3	Drache	1,5	x	Herabschauender Hund	2	125
4	Nadelöhr	1,5	x	Scheibenwischer	2	135
5	Wasserfall	2		Rückenlage	1	135

Wirkung: Stress erhöht den Tonus im Körper, insbesondere in der Rückseite und in der Hüftmuskulatur. Die ausgewählten Übungen lösen die Spannung auf und die Umkehrhaltung zum Abschluss aktiviert das parasympathische Nervensystem, sodass ein Entspannungszustand auf allen Ebenen entsteht.

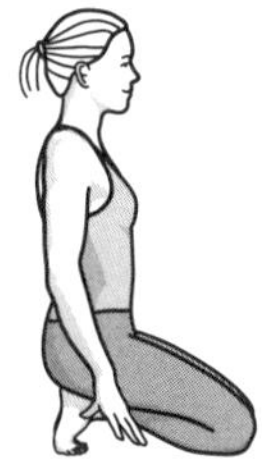

1 Zehensitz

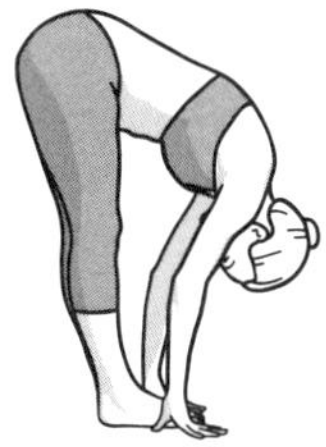

2 Dangling Pose

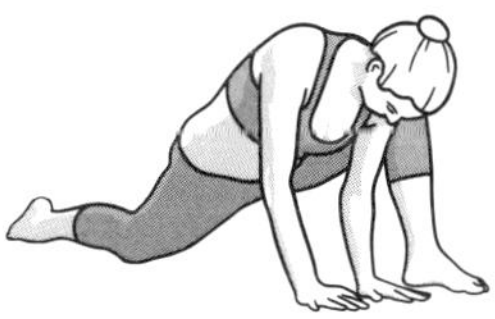

3 Drache

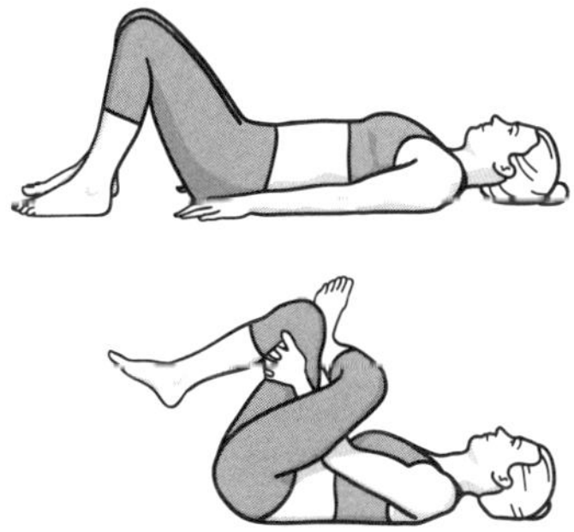

4 Nadelöhr

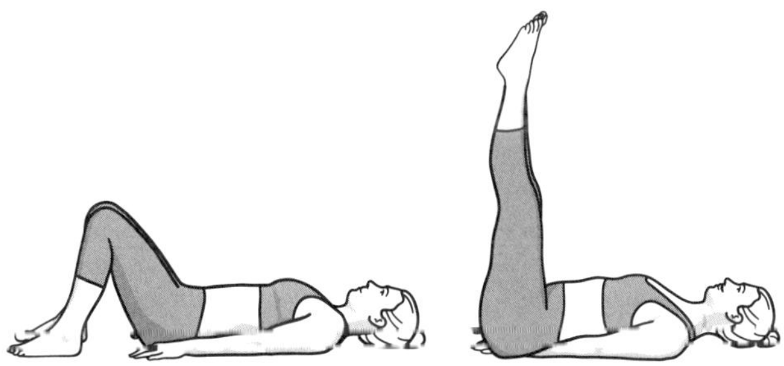

5 Wasserfall

15 Restorative-Programm – Einsteiger

Trainingsdauer: 30 Minuten

1 2 3

	Übungen	Dauer in Minuten	Seitenwechsel	Ausgleichshaltung	Intensität	Seite
1	Kutschersitz	2		Scheibenwischer	1	131
2	Reh	3	x	–	1	128
3	Sphinx	2		Bauchlage	2	127
4	Halber Frosch	3	x	Bauchlage	1	125
5	Kind	2		Beine ausschütteln	2	136
6	Schmetterling	3		Scheibenwischer	2	131
7	Easy Twist	2	x	Rückenlage mit aufgestellten Füßen	1	134
8	Wasserfall	3		Rückenlage	1	135

Wirkung: Diese sanfte Übungssequenz dehnt den ganzen Körper wohltuend und löst eine regenerierend wirkende Entspannungsreaktion im Körper aus.

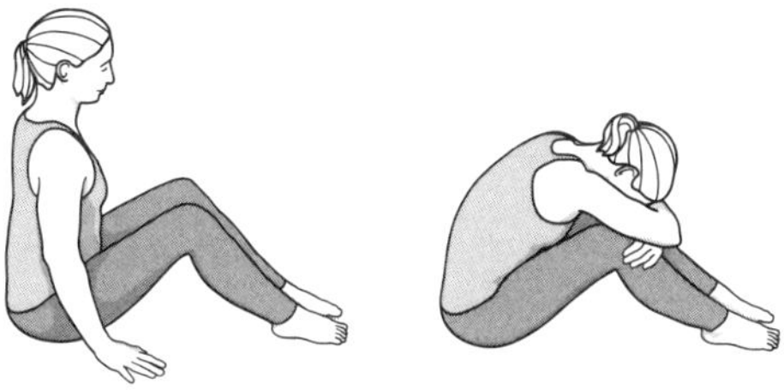

1 Kutschersitz

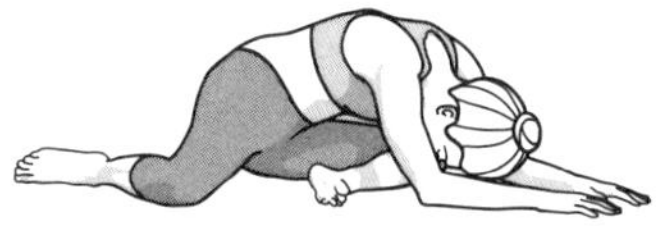

2 Reh

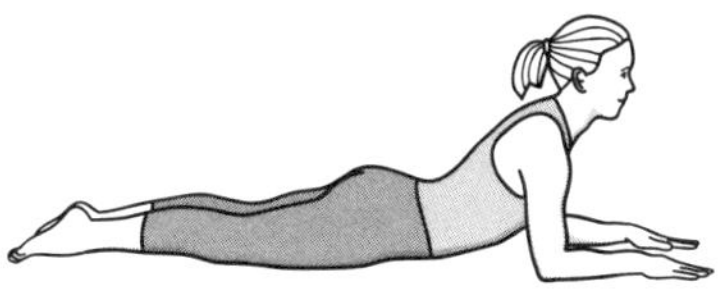

3 Sphinx

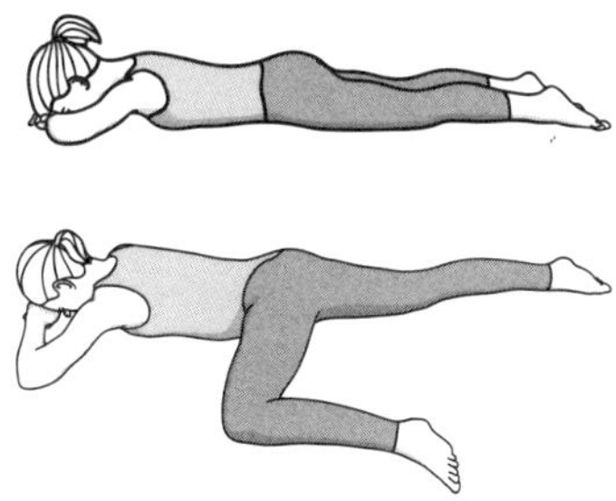

4 Halber Frosch

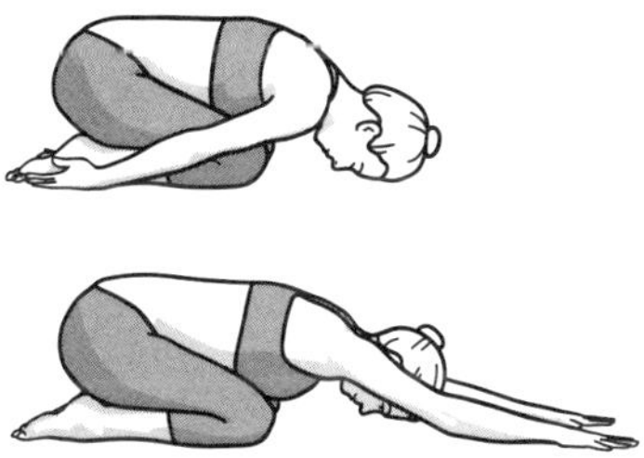

5 Kind

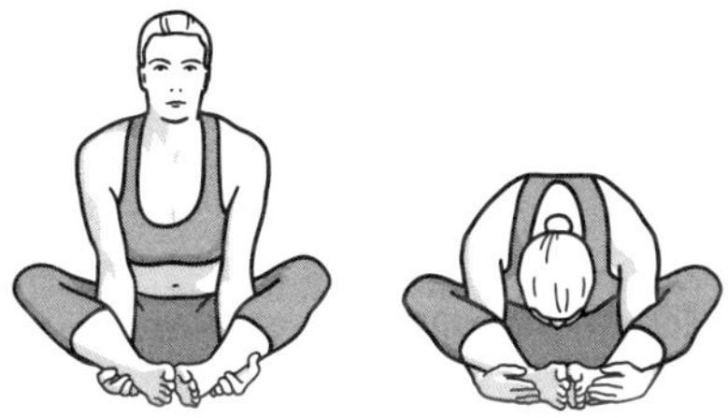

6 Schmetterling

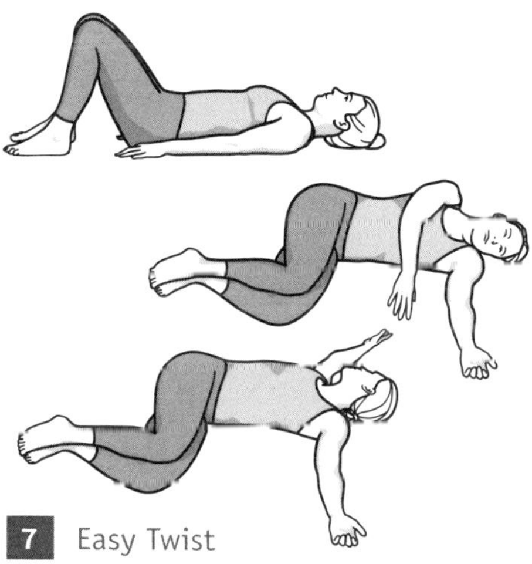

7 Easy Twist

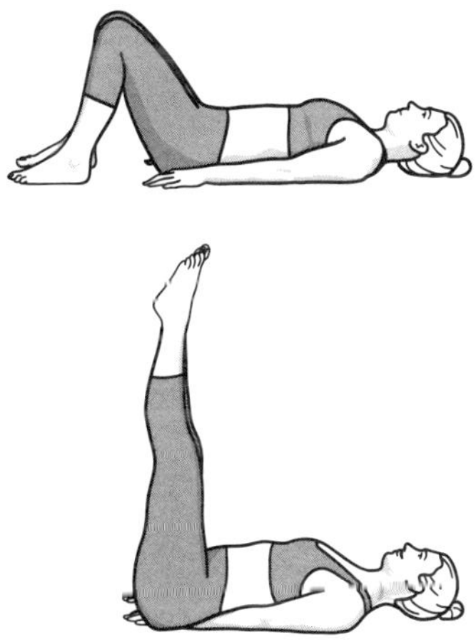

8 Wasserfall

16 Restorative-Programm – Geübte

Trainingsdauer: 30 Minuten

1 **2** 3

	Übungen	Dauer in Minuten	Seiten-wechsel	Ausgleichshaltung	Intensität	Seite
1	Reh	3	x	–	1	128
2	Frosch	3		Bauchlage	2	126
3	Sphinx	3		Bauchlage	2	127
4	Kind	3		Beine ausschütteln	2	136
5	Schlafende Libelle	5		Scheibenwischer	3	132
6	Easy Twist	2	x	Rückenlage mit aufgestellten Füßen	1	134
7	Wasserfall	4		Rückenlage	1	135

Wirkung: Der gesamte Körper wird gedehnt, der Muskeltonus harmonisiert und dadurch Spannung gelöst. Eine regenerierend wirkende Entspannungsreaktion setzt ein.

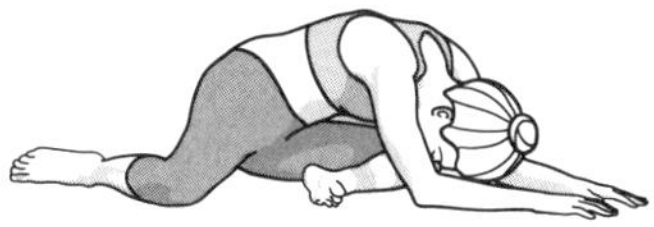

1 Reh

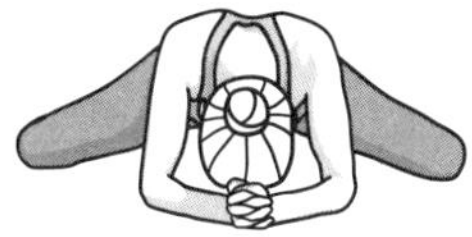

2 Frosch

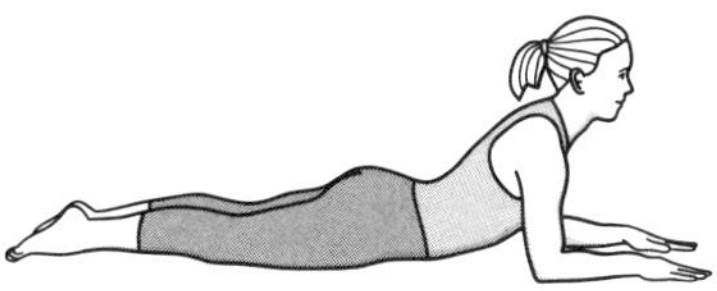

3 Sphinx

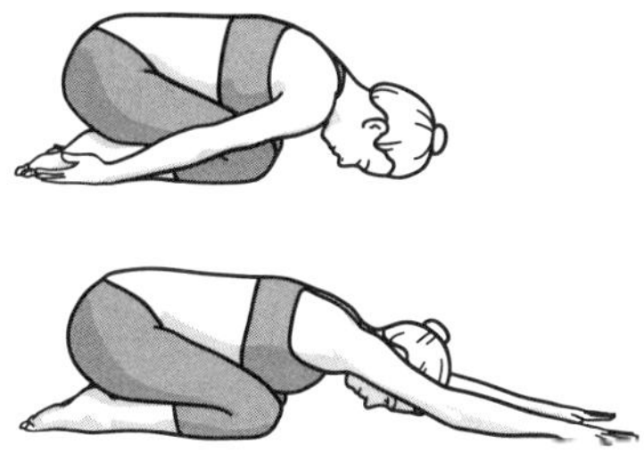

4 Kind

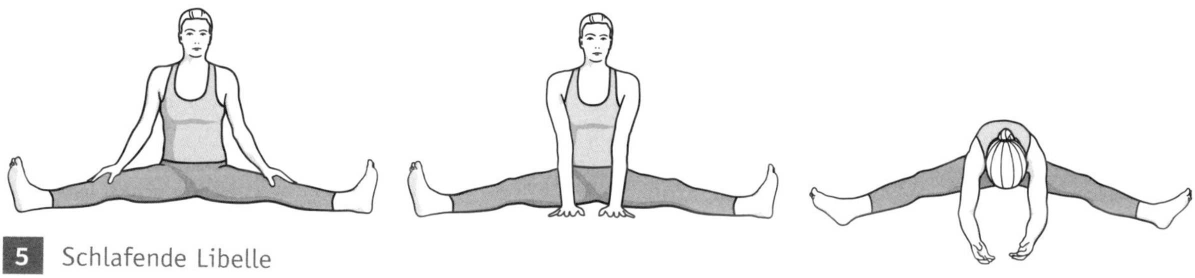

5 Schlafende Libelle

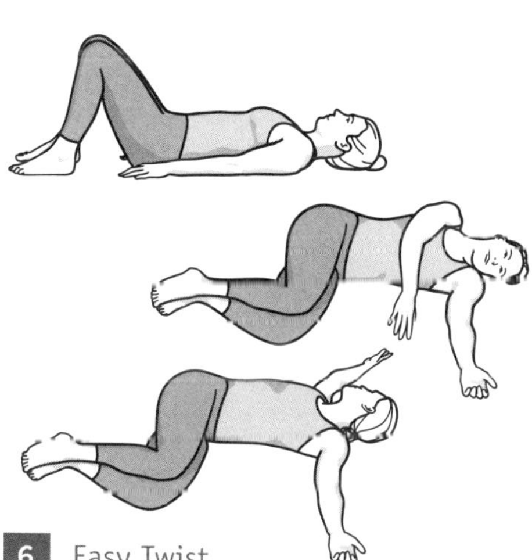

6 Easy Twist

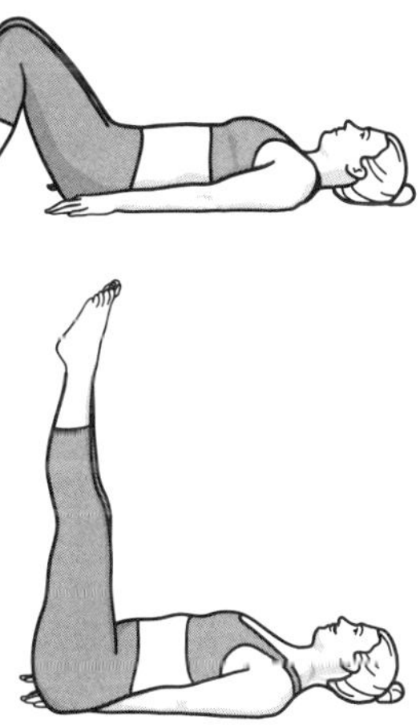

7 Wasserfall

17 Detox-Programm – Einsteiger

Trainingsdauer: 20 Minuten

1 2 3

	Übungen	Dauer in Minuten	Seiten-wechsel	Ausgleichshaltung	Intensität	Seite
1	Banane	4	x	–	2	129
2	Fisch gestützt	5		Scheibenwischer	2	136
3	Korkenzieher	2,5	x	Rückenlage mit aufgestellten Füßen	2	134

Wirkung: Wir entgiften zu 70 Prozent über unseren Atem. Dieses kurze Workout schafft die Basis für eine tiefe entspannte Atmung mit der Kombination aus Rotation, Flankendehnung und Rückbeuge. Verspannungen in Rumpfmuskulatur und Zwerchfell können sich lösen, es entsteht eine angenehme Weite im Brustkorb und die Verdauung wird angeregt.

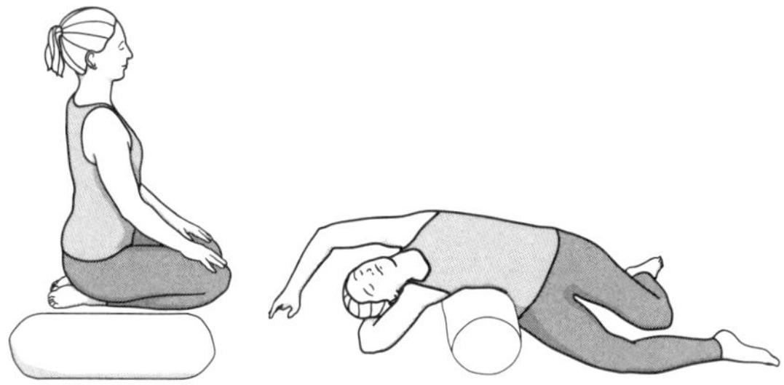

1 Banane

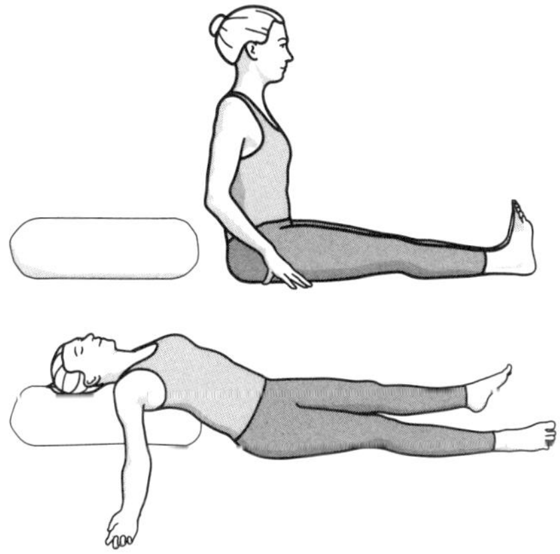

2 Fisch gestützt

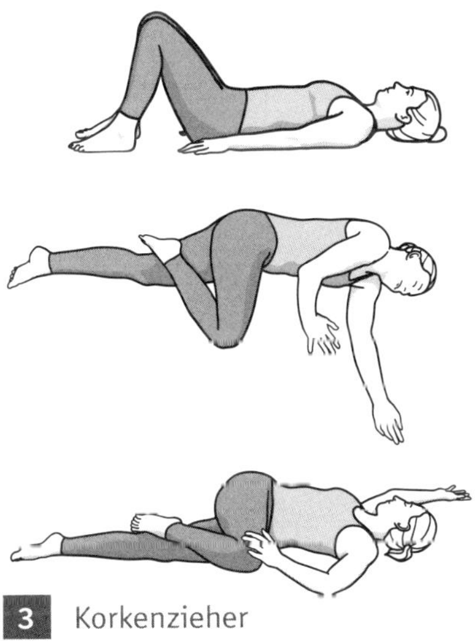

3 Korkenzieher

18 Detox-Programm – Geübte

Trainingsdauer: 30 Minuten

1 **2** 3

	Übungen	Dauer in Minuten	Seitenwechsel	Ausgleichshaltung	Intensität	Seite
1	Banane	5	x	Beine ausschütteln	3	129
2	Einseitige Libelle	3	x	–	3	133
3	Fisch gestützt	6		Scheibenwischer	3	136
4	Korkenzieher	3	x	Rückenlage mit aufgestellten Füßen	2	134

Wirkung: Dieses Training öffnet und weitet die Atemräume in Brustkorb und Bauchraum, schenkt der Wirbelsäule Flexibilität und entspannt das Zwerchfell und die gesamte Rumpfmuskulatur.

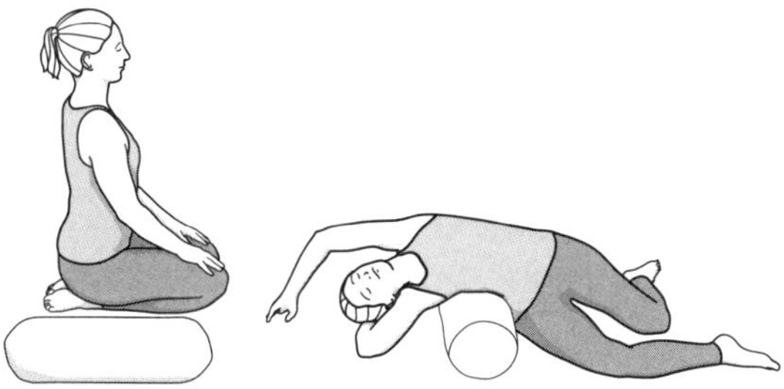

1 Banane

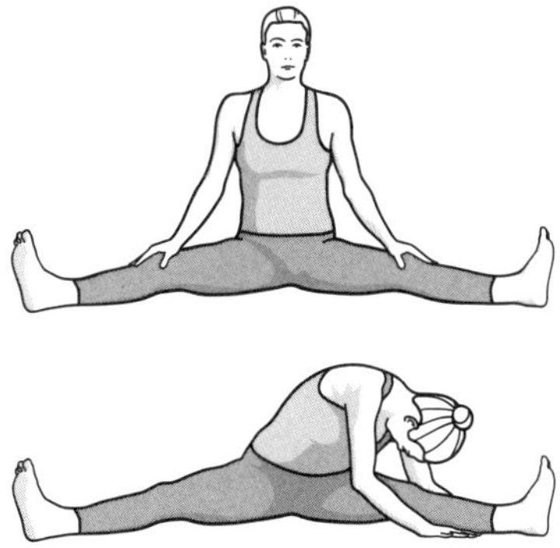

2 Einseitige Libelle

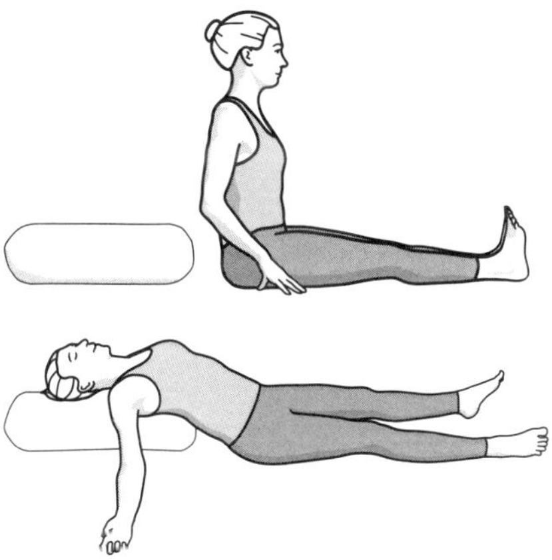

3 Fisch gestützt

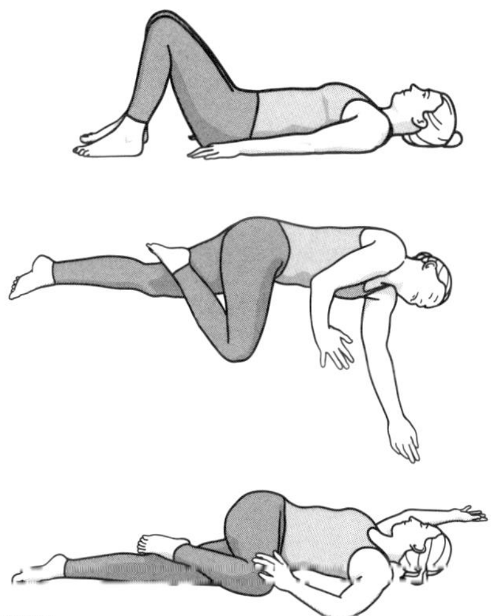

4 Korkenzieher

19 Morgenroutine

Trainingsdauer: 20 Minuten

1 **2** 3

	Übungen	Dauer in Minuten	Seitenwechsel	Ausgleichshaltung	Intensität	Seite
1	Drache	2	x	Herabschauender Hund	2	125
2	Dangling Pose	1		Herabschauender Hund	1	124
3	Hocke	2		Planke	2	129
4	Schmelzendes Herz	2		Herabschauender Hund	2	126
5	Sphinx	2		Kind	1	127
6	Kamel	1		Rückenlage mit aufgestellten Füßen	3	127
7	Easy Twist	1,5	x	Rückenlage mit aufgestellten Füßen	1	134
8	Schulterbrücke gestützt	2		Päckchen	2	135

Wirkung: Ein belebendes und zugleich entspannendes Workout für den Start in den Tag. Der Schwerpunkt liegt auf vitalisierenden Rückbeugen. Dennoch wird der ganze Körper angenehm gedehnt und mobilisiert.

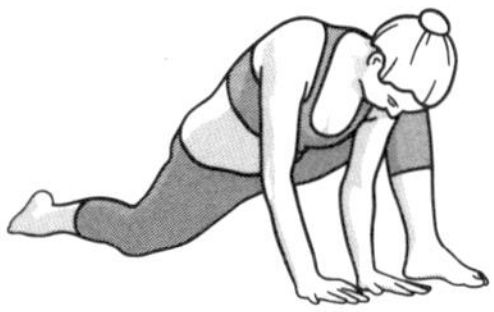

1 Drache

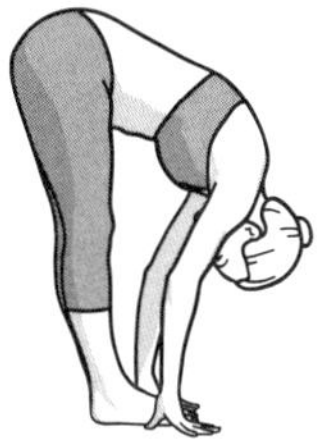

2 Dangling Pose

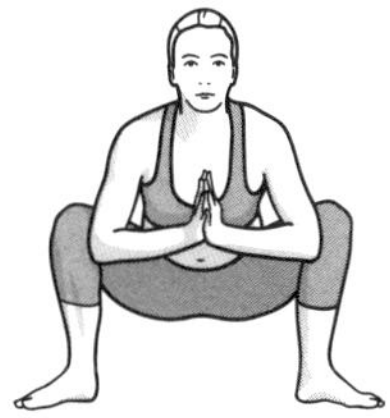

3 Hocke

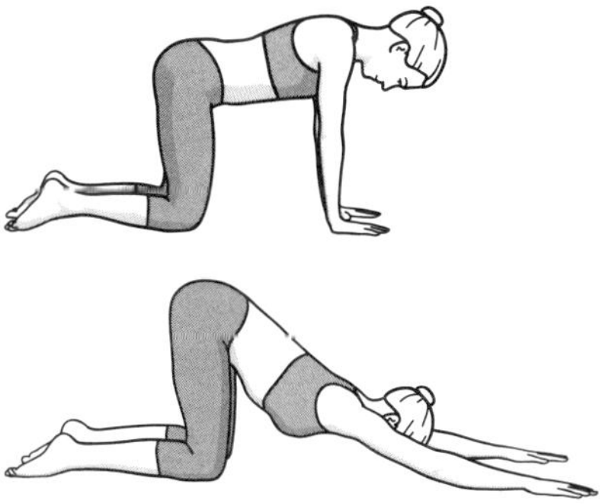

4 Schmelzendes Herz

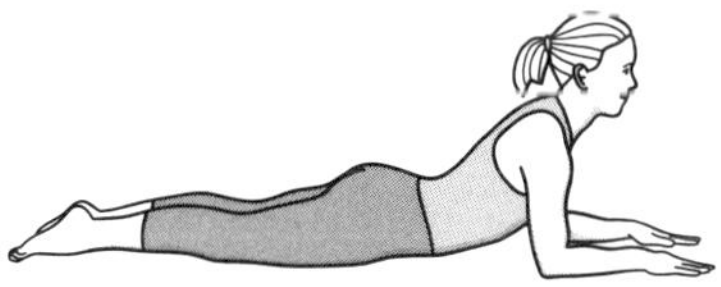

5 Sphinx

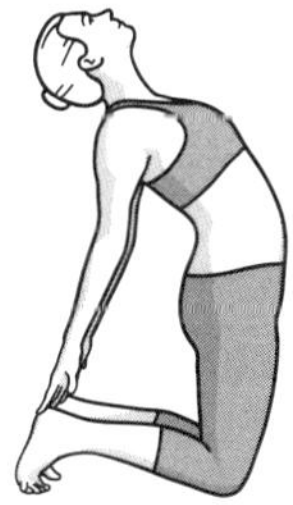

6 Kamel

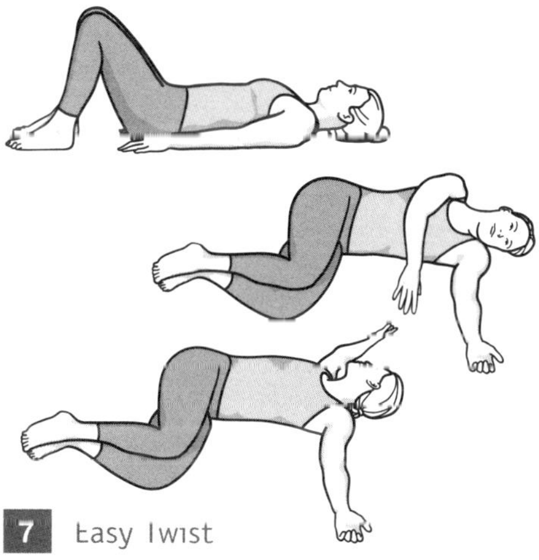

7 Easy Twist

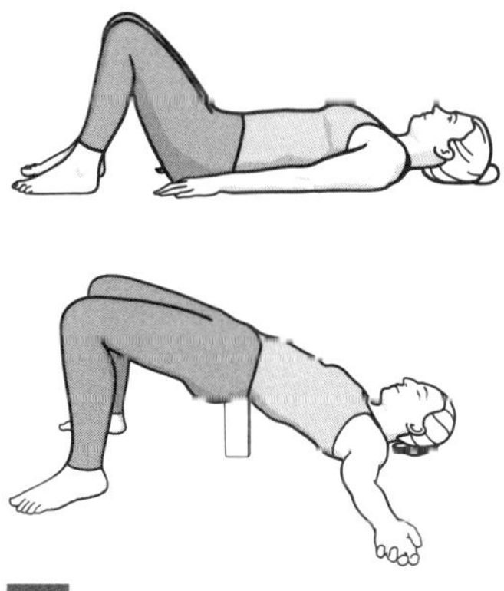

8 Schulterbrücke gestützt

20 After-Work-Programm für Vielsitzer – Einsteiger

Trainingsdauer: 25 Minuten

1 2 3

	Übungen	Dauer in Minuten	Seiten-wechsel	Ausgleichshaltung	Intensität	Seite
1	Banane	3	x	Beine ausschütteln	1	129
2	Drache	2	x	Herabschauender Hund	2	125
3	Reh	2	x	–	1	128
4	Easy Twist	2	x	Rückenlage mit aufgestellten Füßen	1	134
5	Schulterbrücke gestützt	3		Päckchen	1	135

Wirkung: Dieses Workout ist ein wohltuender Ausgleich zum Büroalltag und auch zu anderen sitzenden Tätigkeiten. Wirbelsäule und Oberkörper werden mobilisiert und die Hüftmuskulatur angenehm gedehnt.

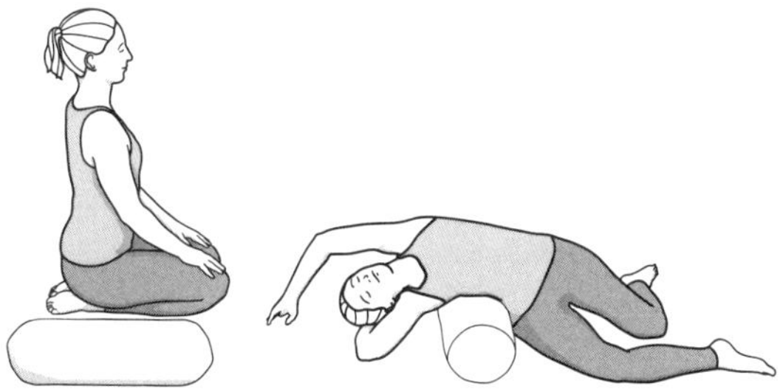

1 Banane

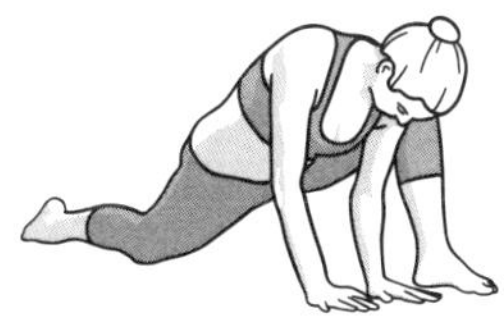

2 Drache

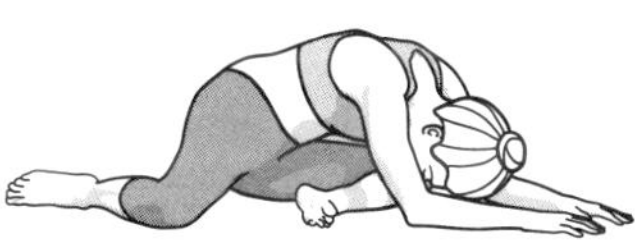

3 Reh

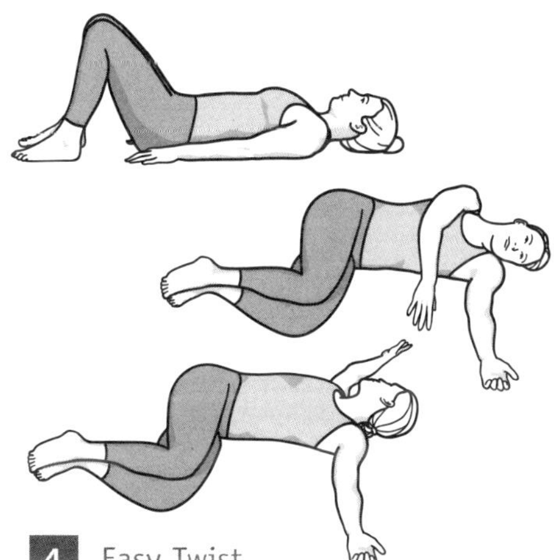

4 Easy Twist

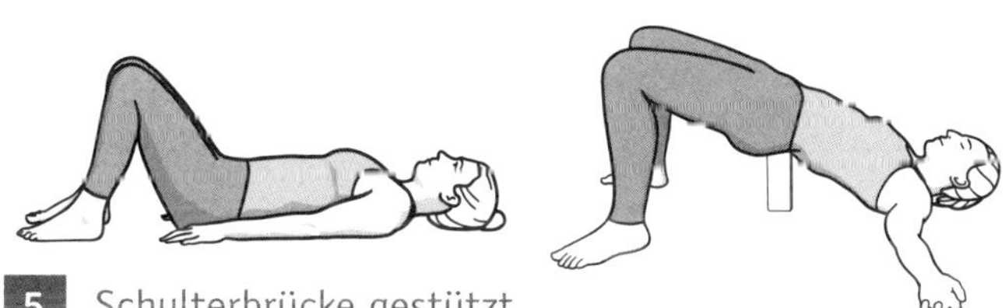

5 Schulterbrücke gestützt

21 After-Work-Programm für Vielsitzer – Geübte

Trainingsdauer: 30 Minuten

1 **2** 3

	Übungen	Dauer in Minuten	Seiten-wechsel	Ausgleichshaltung	Intensität	Seite
1	Zehensitz	2		Herabschauender Hund	3	127
2	Schlafender Drache	3	x	Herabschauender Hund	3	125
3	Schlafender Schwan	3	x	Planke	3	128
4	Hocke	2		Herabschauender Hund	2	129
5	Libelle – Flankendehnung	2	x	Scheibenwischer	3	132
6	Schulterbrücke gestützt	3		Päckchen	2	135
7	Sichel	3	x	Rückenlage	1	129

Wirkung: Ein wohltuender Ausgleich für Geübte zum Büroalltag und auch zu anderen sitzenden Tätigkeiten. Wirbelsäule und Oberkörper werden mobilisiert, Spannung wird abgebaut und die Hüftmuskulatur intensiv gedehnt.

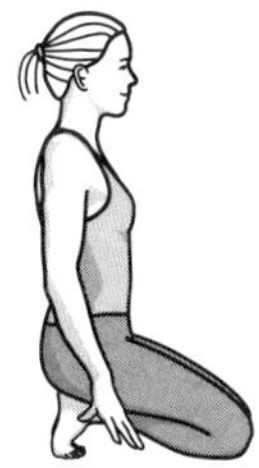

1 Zehensitz

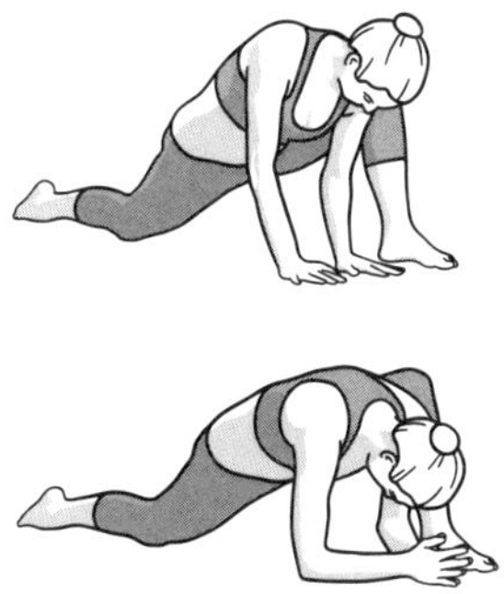

2 Schlafender Drache

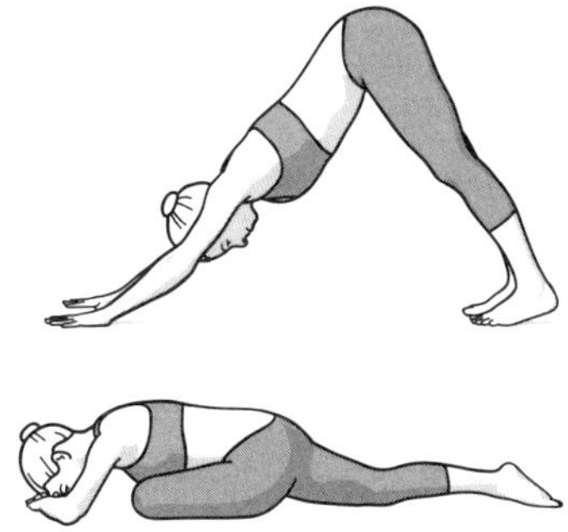

3 Schlafender Schwan

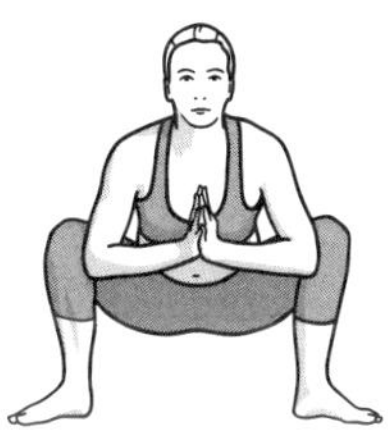

4 Hocke

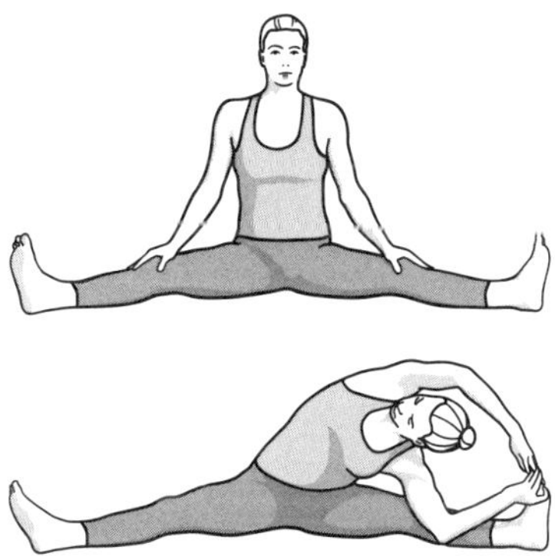

5 Libelle – Flankendehnung

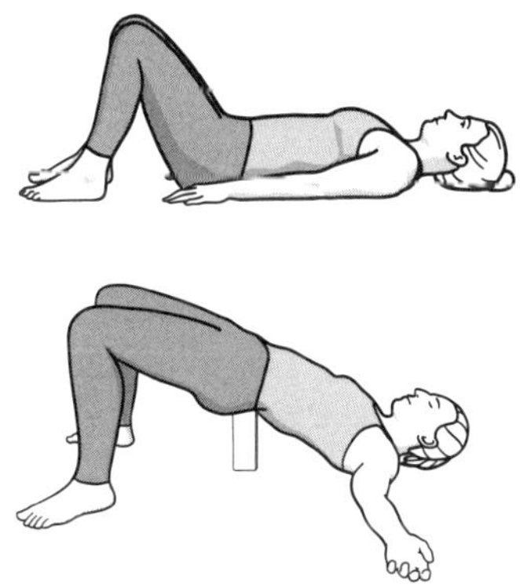

6 Schulterbrücke gestützt

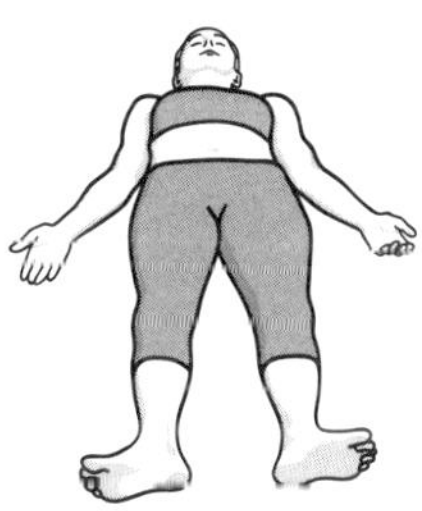

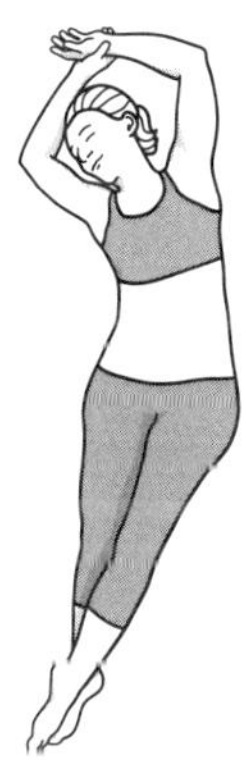

7 Sichel

22 Yin Yoga pur ohne Hilfsmittel – Einsteiger

Trainingsdauer: 20 Minuten

1 2 3

	Übungen	Dauer in Minuten	Seiten-wechsel	Ausgleichshaltung	Intensität	Seite
1	Dangling Pose	1		Herabschauender Hund	1	124
2	Zehensitz	1		Herabschauender Hund	3	127
3	Drache	1,5	x	Herabschauender Hund	2	125
4	Schmelzendes Herz	1,5		Bauchlage	2	126
5	Halber Frosch	2	x	Bauchlage	1	125
6	Frosch	2,5		Scheibenwischer	2	126
7	Sichel	2	x	Rückenlage	1	129

Wirkung: Für diese Übungen werden keine Hilfsmittel benötigt. Der ganze Körper wird gedehnt, sodass sich Spannung und Stress auflösen können.

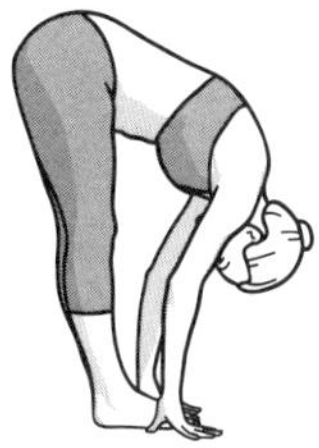

1 Dangling Pose

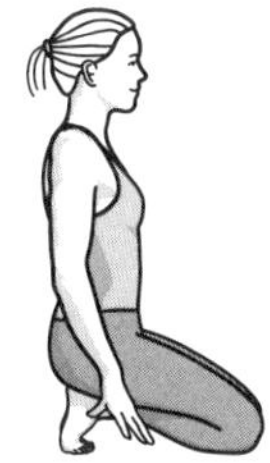

2 Zehensitz

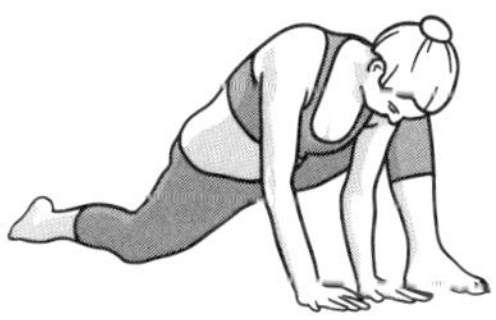

3 Drache

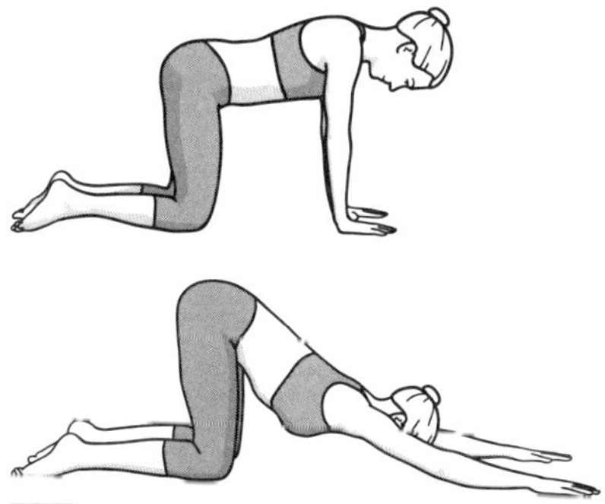

4 Schmelzendes Herz

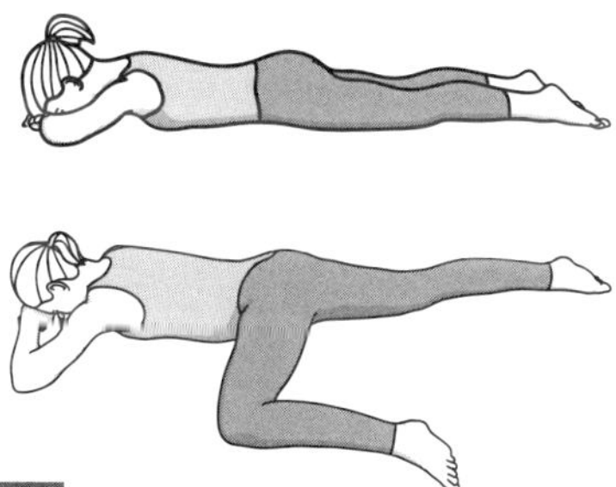

5 Halber Frosch

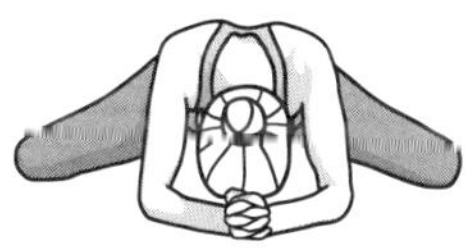

6 Frosch

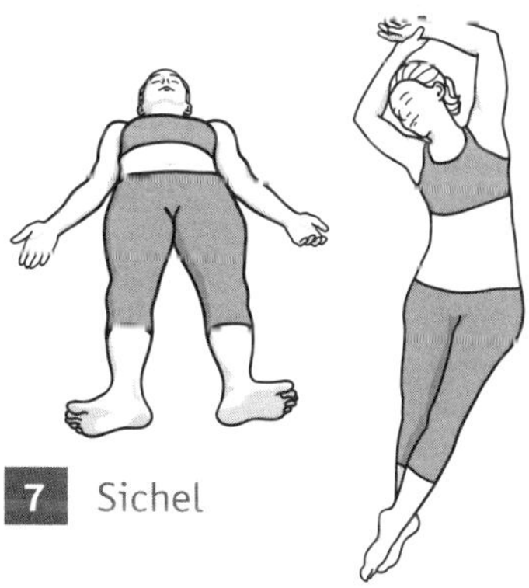

7 Sichel

23 Yin Yoga pur ohne Hilfsmittel – Geübte

Trainingsdauer: 45 Minuten

1 **2** 3

	Übungen	Dauer in Minuten	Seiten-wechsel	Ausgleichshaltung	Intensität	Seite
1	Zehensitz	2,5		Herabschauender Hund	3	127
2	Dangling Pose	1,5		Herabschauender Hund	1	124
3	Schlafender Drache	4	x	Herabschauender Hund	3	125
4	Frosch	4		Bauchlage	3	126
5	Sphinx	3		Bauchlage	2	127
6	Liegende Katze	3	x	Bauchlage	2	126
7	Sichel	4	x	Rückenlage	2	129
8	Happy Baby	3		Scheibenwischer	3	130

Wirkung: Mit dieser intensiven Übungssequenz, die ganz ohne Hilfsmittel auskommt, wird der ganze Körper gedehnt und die Hüftgelenke werden mobilisiert.

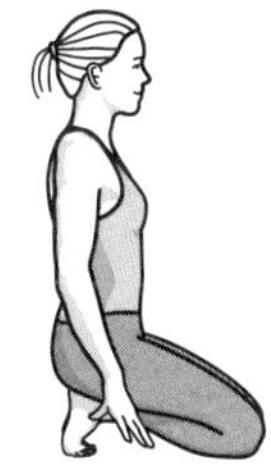

1 Zehensitz

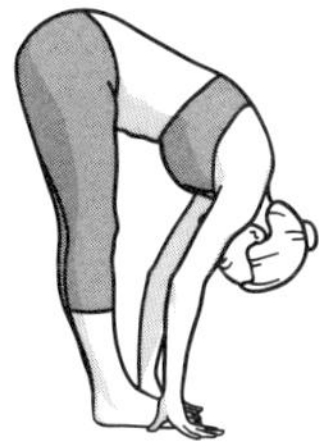

2 Dangling Pose

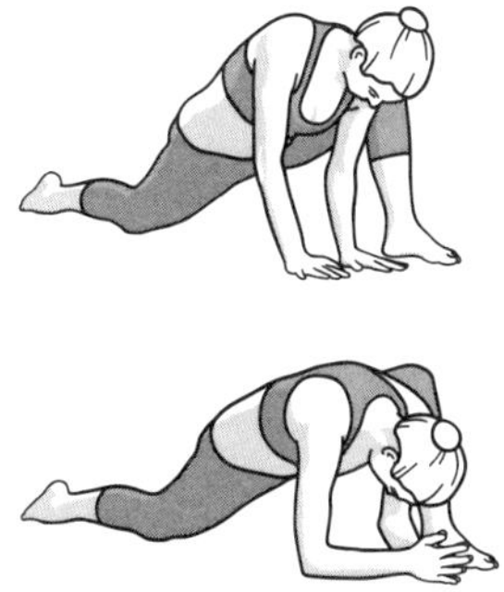

3 Schlafender Drache

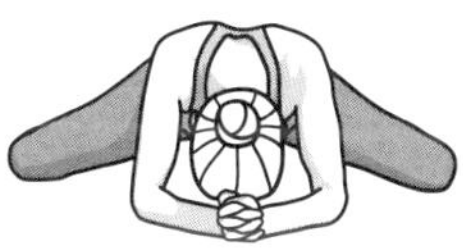

4 Frosch

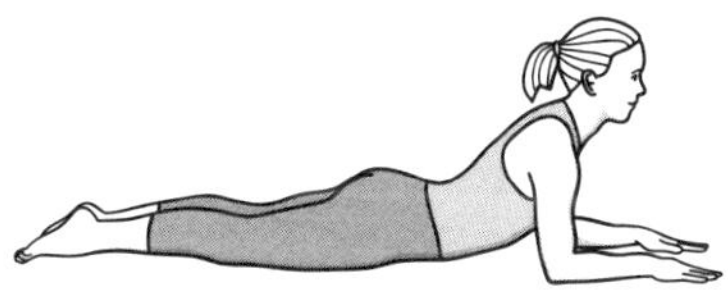

5 Sphinx

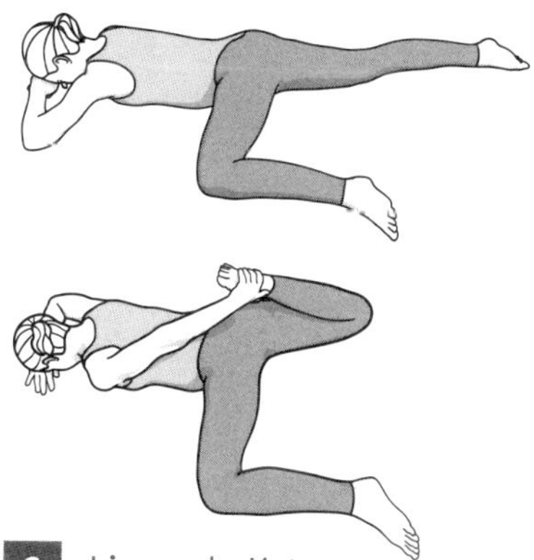

6 Liegende Katze

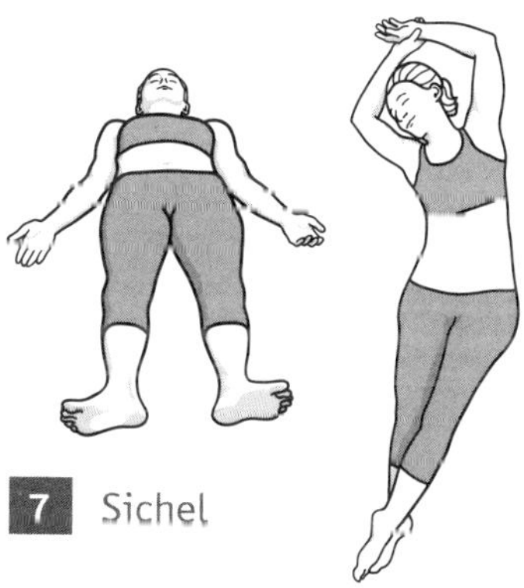

7 Sichel

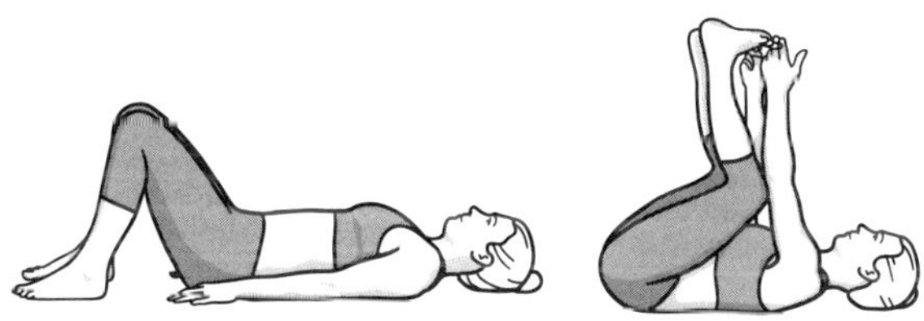

8 Happy Baby

24 Erholsam schlafen mit Yin Yoga – Kurzprogramm

1 2 3

Trainingsdauer: 15 Minuten

	Übungen	Dauer in Minuten	Seiten-wechsel	Ausgleichshaltung	Intensität	Seite
1	Kind	2		Scheibenwischer	1	136
2	Reh	2	x	–	1	128
3	Sichel	2	x	Rückenlage	1	129
4	Wasserfall	3		Rückenlage	1	135

Wirkung: Sanfte Dehnungen im Sitzen und Liegen lösen Spannungen auf körperlicher Ebene und lassen im Gehirn Alphawellen entstehen, sodass einem erholsamen Schlaf nichts im Wege steht.

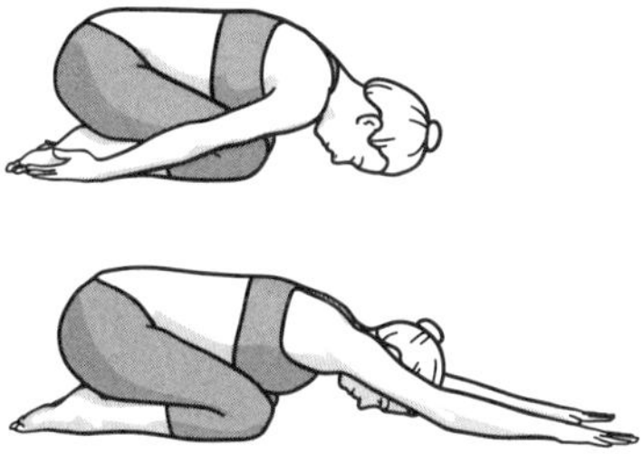

1 Kind

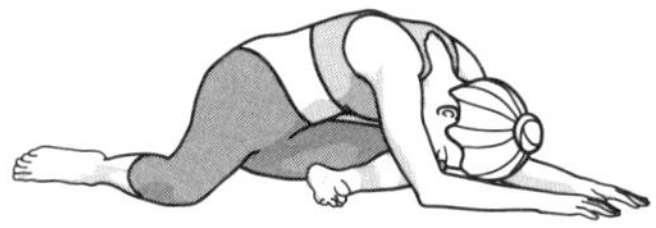

2 Reh

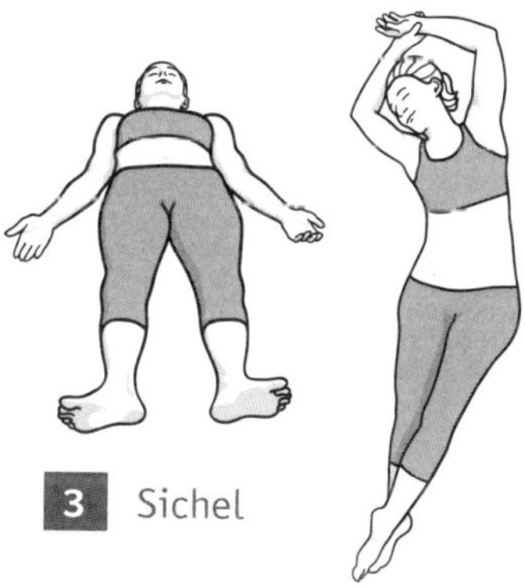

3 Sichel

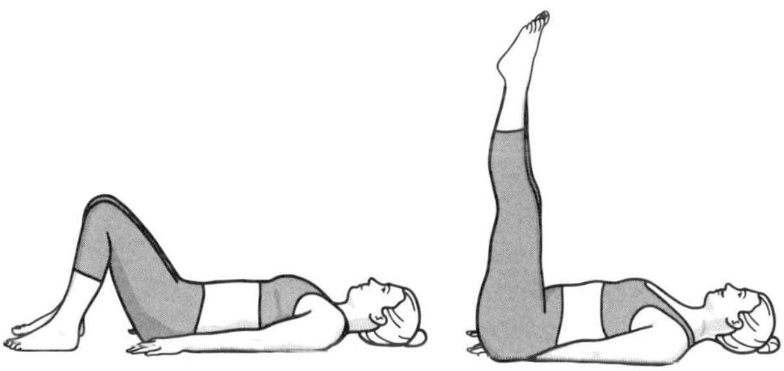

4 Wasserfall

25 Erholsam schlafen mit Yin Yoga – Einsteiger

Trainingsdauer: 25 Minuten

1 2 3

	Übungen	Dauer in Minuten	Seiten-wechsel	Ausgleichshaltung	Intensität	Seite
1	Banane	3	x	–	2	129
2	Halber Frosch	3	x	Bauchlage	1	125
3	Kind	2		Scheibenwischer	1	136
4	Easy Twist	2	x	Rückenlage mit aufgestellten Füßen	1	134
5	Wasserfall	3		Rückenlage	1	135

Wirkung: Sanfte Dehnungen im Sitzen und Liegen lösen körperliche Anspannung und entspannen das Gehirn. Es findet in den Alphazustand, was die ideale Ausgangslage für einen erholsamen Schlaf darstellt.

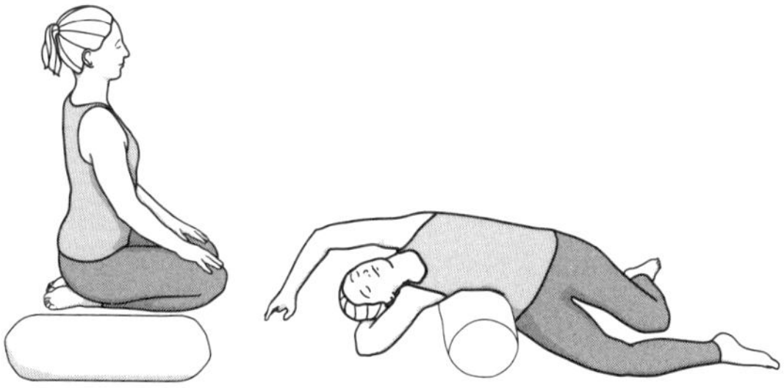

1 Banane

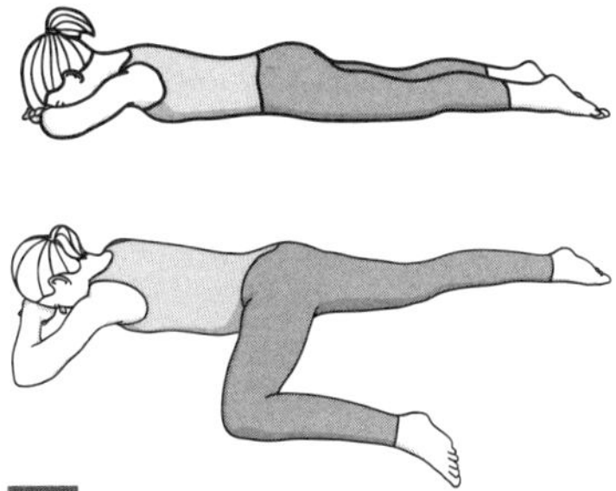

2 Halber Frosch

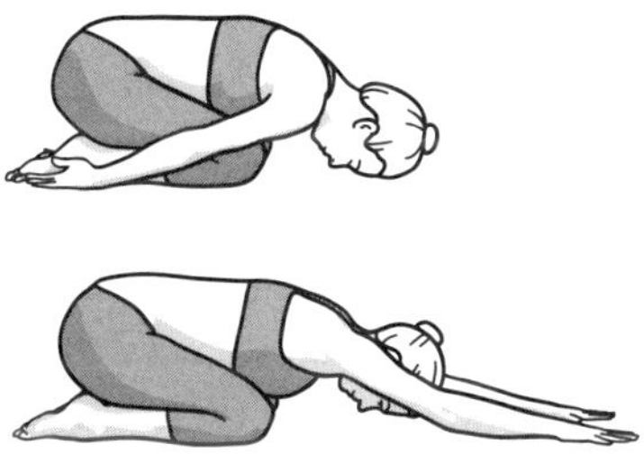

3 Kind

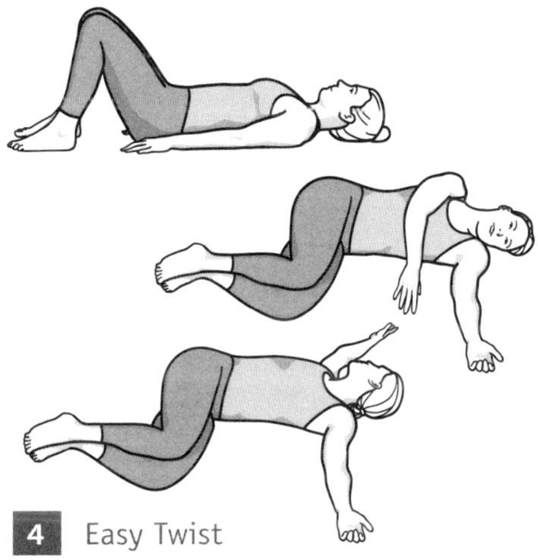

4 Easy Twist

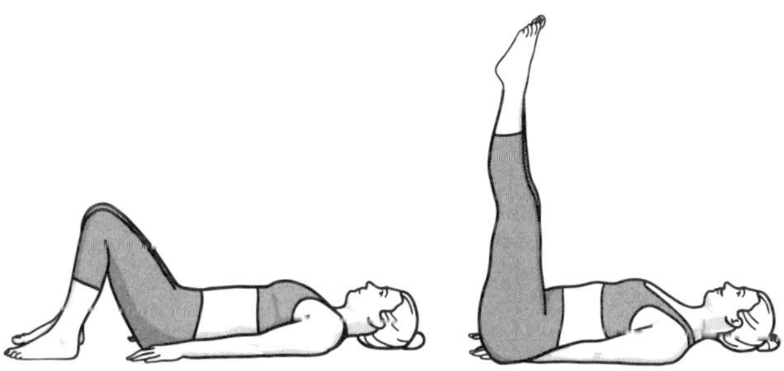

5 Wasserfall

26 Erholsam schlafen mit Yin Yoga – Geübte

Trainingsdauer: 30 Minuten

1 **2** 3

	Übungen	Dauer in Minuten	Seiten-wechsel	Ausgleichshaltung	Intensität	Seite
1	Banane	3	x	–	2	129
2	Raupe	3		Scheibenwischer	2	131
3	Schmetterling	4		–	2	131
4	Einseitige Libelle	2	x	–	3	133
5	Happy Baby	2		Rückenlage mit aufgestellten Füßen	2	130
6	Korkenzieher	2	x	Rückenlage mit aufgestellten Füßen	2	134
7	Wasserfall	4		Rückenlage	1	135

Wirkung: Ausgiebige Dehnungen im Sitzen und Liegen lösen körperliche Anspannung und führen das Gehirn in den entspannten Alpha- oder sogar Thetazustand, die Vorstufen zum Schlaf.

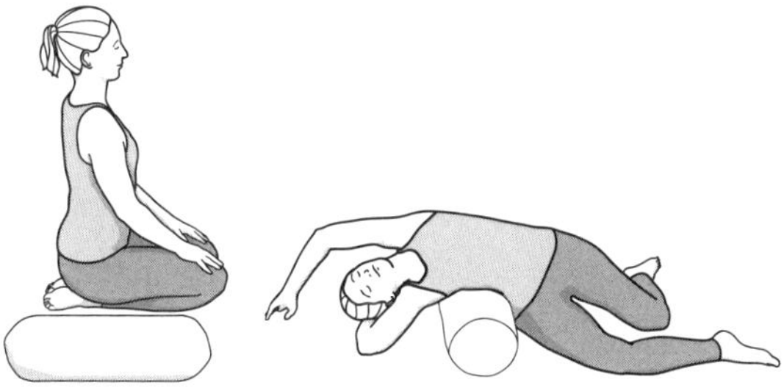

1 Banane

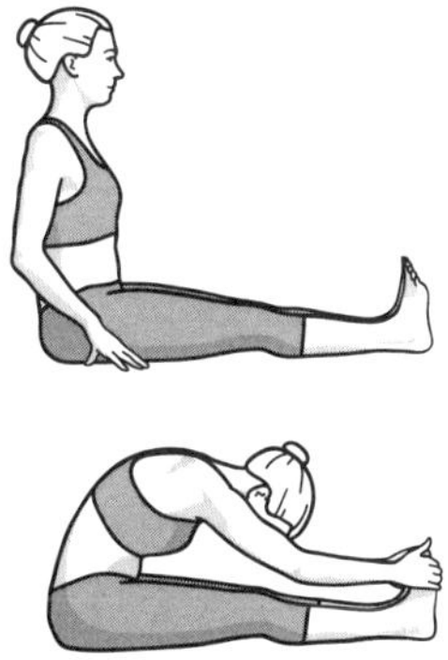

2 Raupe

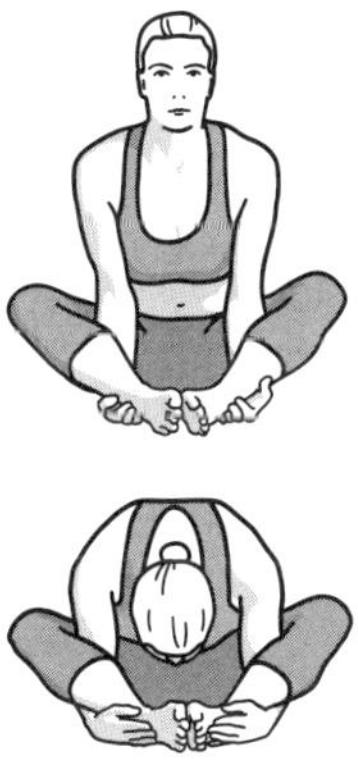

3 Schmetterling

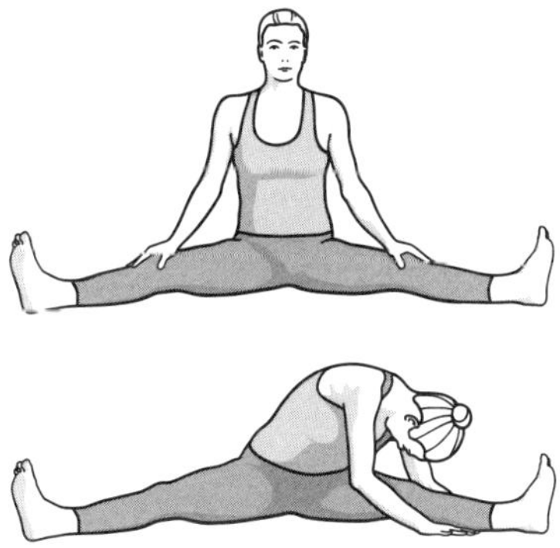

4 Einseitige Libelle

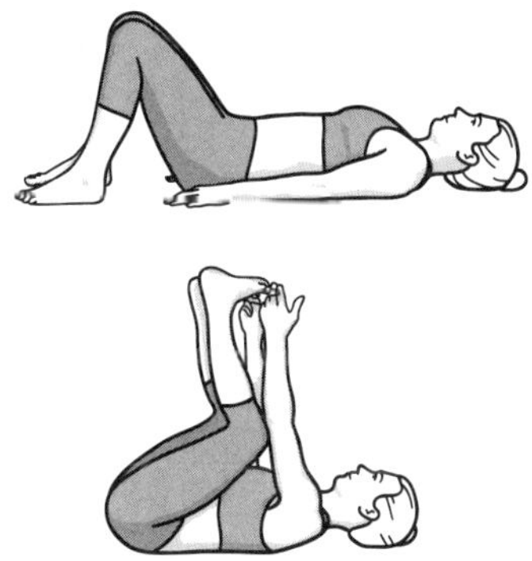

5 Happy Baby

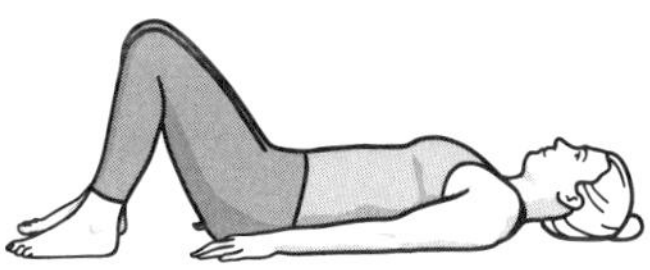

6 Korkenzieher

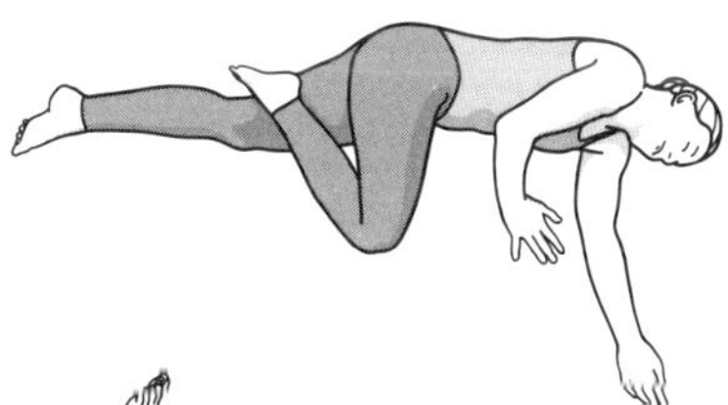

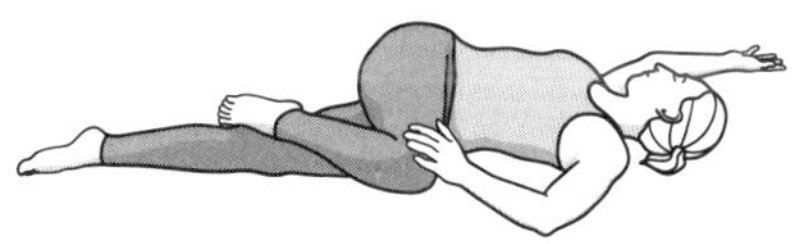

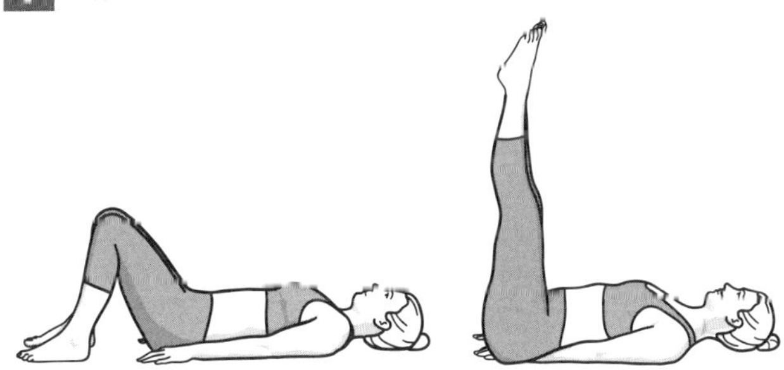

7 Wasserfall

27 Schmerzfreier Rücken – Einsteiger

Trainingsdauer: 20 Minuten

1 2 3

	Übungen	Dauer in Minuten	Seiten-wechsel	Ausgleichshaltung	Intensität	Seite
1	Dangling Pose	1		Herabschauender Hund	1	124
2	Drache	1,5	x	Herabschauender Hund	2	125
3	Kind	2		Beine ausschütteln	1	136
4	Sichel	2	x	Rückenlage	1	129
5	Fisch gestützt	2		Päckchen	1	136
6	Easy Twist	1,5	x	Scheibenwischer	1	134

Wirkung: Wirbelsäule und Oberkörper werden in alle Richtungen gedehnt und entspannt. Zudem wird Spannung aus der stressanfälligen Hüftbeugemuskulatur gelöst, was zusätzlich den unteren Rücken entlastet und entspannt.

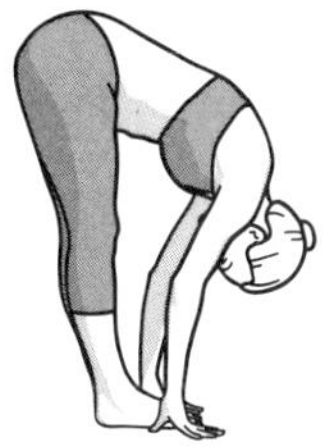

1 Dangling Pose

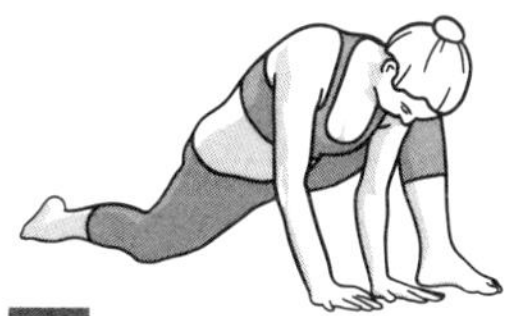

2 Drache

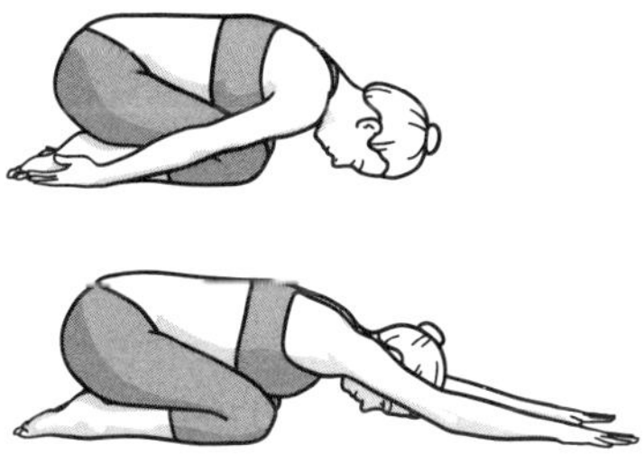

3 Kind

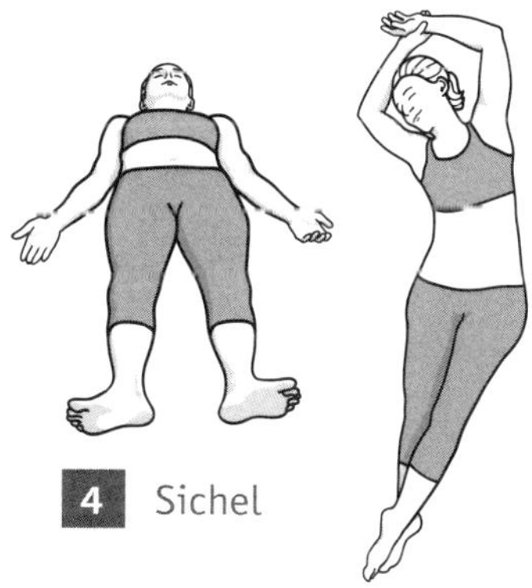

4 Sichel

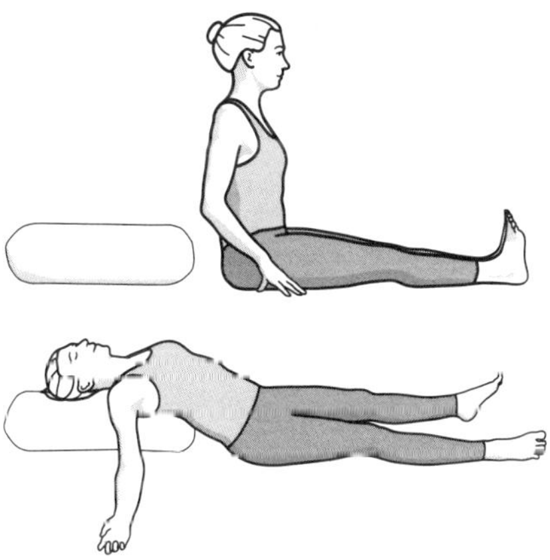

5 Fisch gestützt

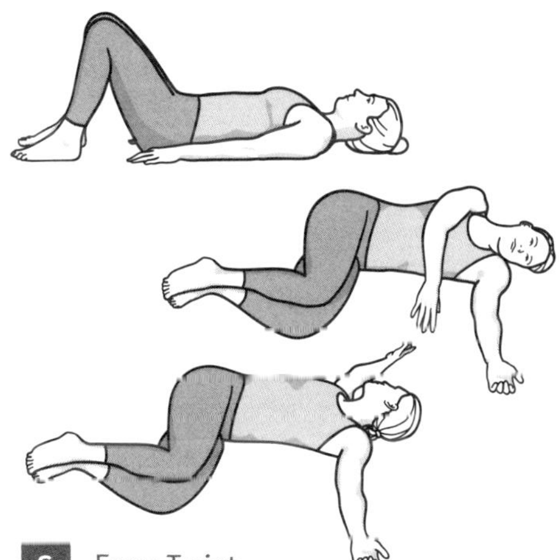

6 Easy Twist

28 Schmerzfreier Rücken – Geübte

Trainingsdauer: 30 Minuten

1 **2** 3

	Übungen	Dauer in Minuten	Seiten-wechsel	Ausgleichshaltung	Intensität	Seite
1	Kind	2		Herabschauender Hund	1	136
2	Schlafender Drache	2	x	Herabschauender Hund	3	125
3	Raupe	3		Scheibenwischer	2	131
4	Schmelzendes Herz	2		Bauchlage	2	126
5	Liegende Katze	3	x	Bauchlage	2	126
6	Korkenzieher	2	x	Scheibenwischer	2	134
7	Fisch gestützt	3		Päckchen	1	136

Wirkung: Die Kombination aus Vor- und Rückbeugen sowie Rotationen lösen Verspannungen aus dem Rücken und der oftmals verspannten Brustmuskulatur. Ein angenehmes Gefühl von Freiheit und Beweglichkeit in der ganzen Wirbelsäule wird spürbar.

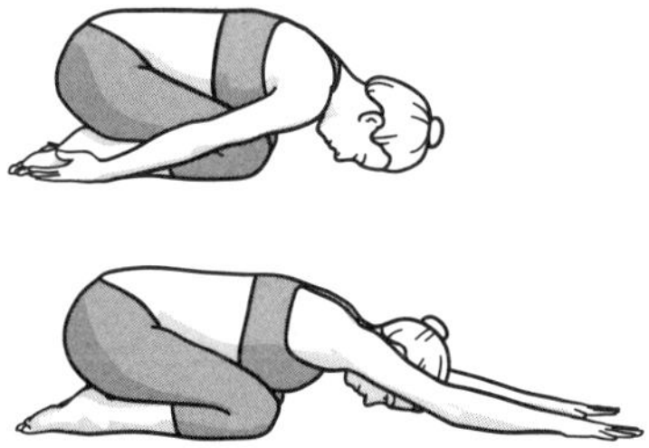

1 Kind

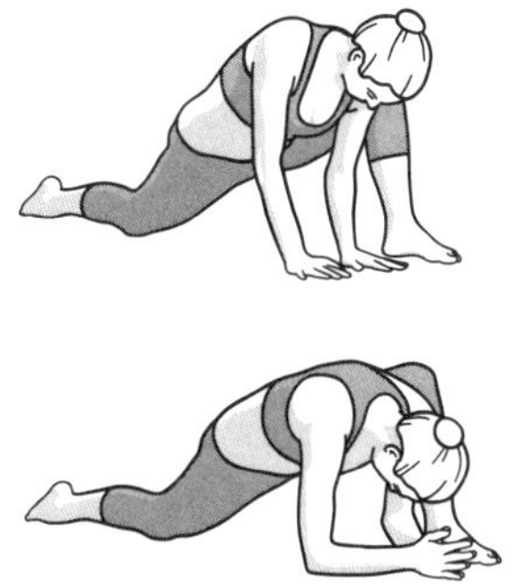

2 Schlafender Drache

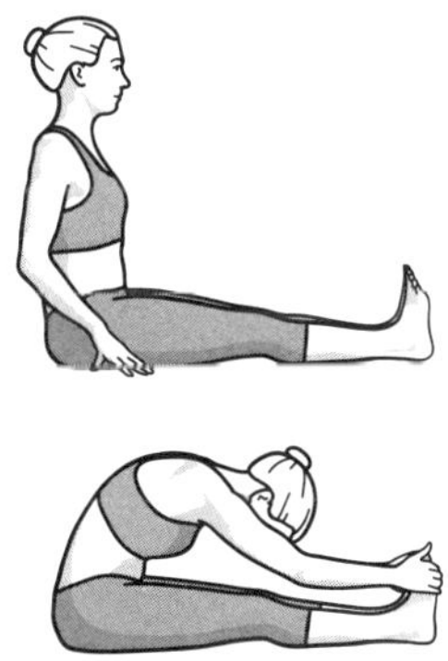

3 Raupe

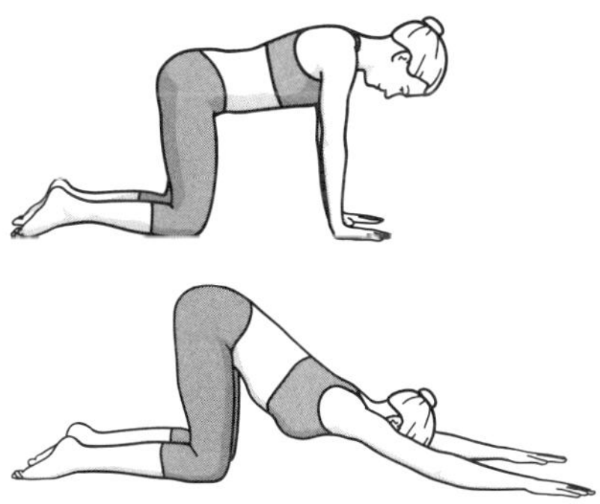

4 Schmelzendes Herz

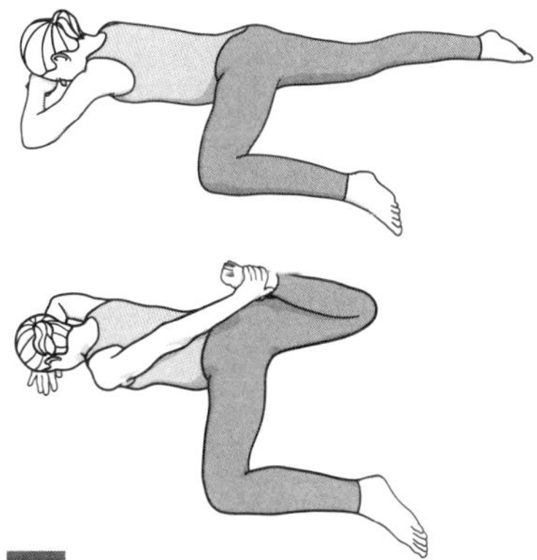

5 Liegende Katze

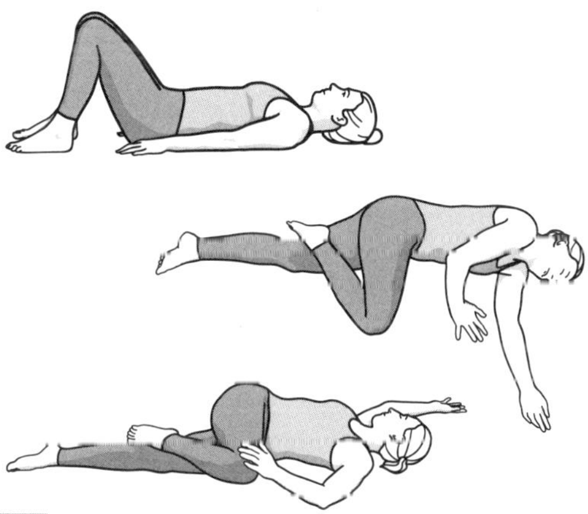

6 Korkenzieher

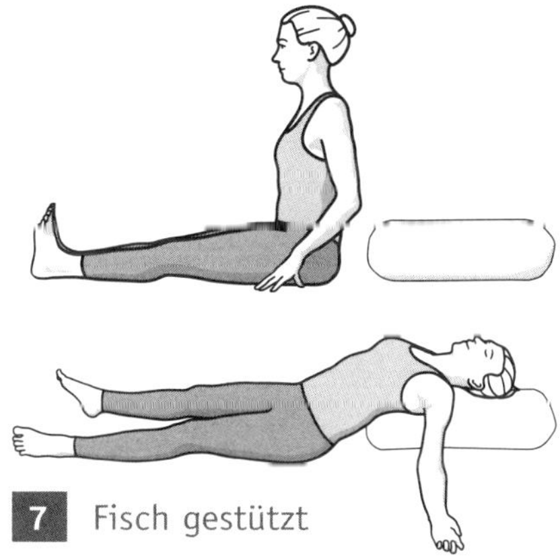

7 Fisch gestützt

29 Yin Yoga gegen Ischiasbeschwerden – Kurzprogramm

❶❷❸

Trainingsdauer: 10 Minuten

	Übungen	Dauer in Minuten	Seiten-wechsel	Ausgleichshaltung	Intensität	Seite
1	Dangling Pose	1		Herabschauender Hund	1	124
2	Drache	2	x	Herabschauender Hund	2	125
3	Nadelöhr	2	x	Rückenlage mit aufgestellten Füßen	2	135

Wirkung: Der Ischiasnerv ist der längste und dickste Nerv im Körper. Er verläuft von der Lendenwirbelsäule hinter dem Hüftgelenk über das Gesäß und die Beinrückseiten nach unten bis zum Fuß. Häufig entstehen Beschwerden durch verspannte beziehungsweise »verkürzte« Muskeln im Gesäß und in den Oberschenkeln, sodass der Ischiasnerv eingeklemmt wird. In diesem kompakten Workout werden unterer Rücken, Gesäß und Oberschenkel gedehnt, was Ischiasbeschwerden vorbeugt und lindert.

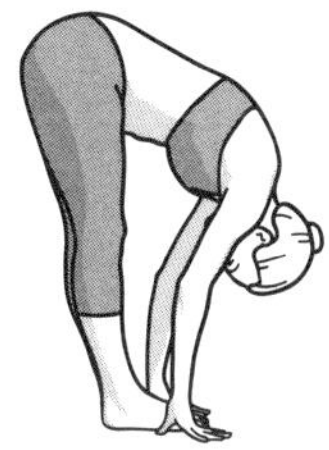

1 Dangling Pose

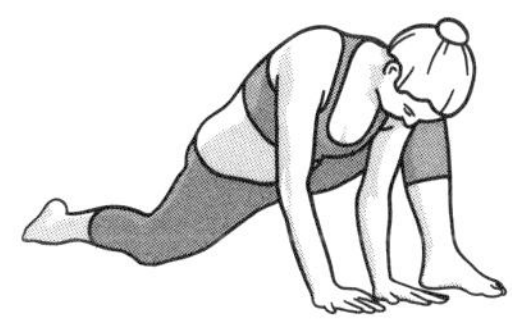

2 Drache

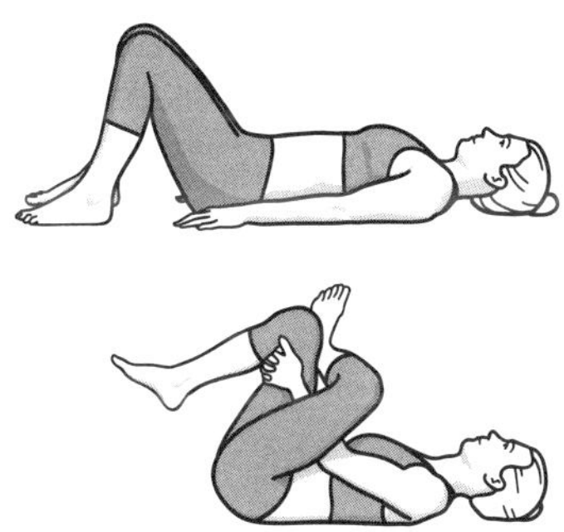

3 Nadelöhr

30 Yin Yoga gegen Ischiasbeschwerden – Einsteiger

1 2 3

Trainingsdauer: 40 Minuten

	Übungen	Dauer in Minuten	Seiten-wechsel	Ausgleichshaltung	Intensität	Seite
1	Banane	3	x	–	2	129
2	Reh	3	x	–	2	128
3	Drache	2	x	Herabschauender Hund	2	125
4	Kutschersitz	2		–	1	131
5	Raupe	2		Scheibenwischer	2	131
6	Halber Schnürsenkel	3	x	Scheibenwischer	2	127
7	Halbes Happy Baby	2	x	Rückenlage mit aufgestellten Füßen	1	130
8	Nadelöhr	2	x	Scheibenwischer	2	135

Wirkung: Der Ischiasnerv verläuft von der Lendenwirbelsäule hinter dem Hüftgelenk über das Gesäß und die Beinrückseiten nach unten bis zum Fuß. In diesem Workout wird der Bereich unterer Rücken, Gesäß und Oberschenkel sanft gedehnt, was Ischiasbeschwerden vorbeugt und lindert.

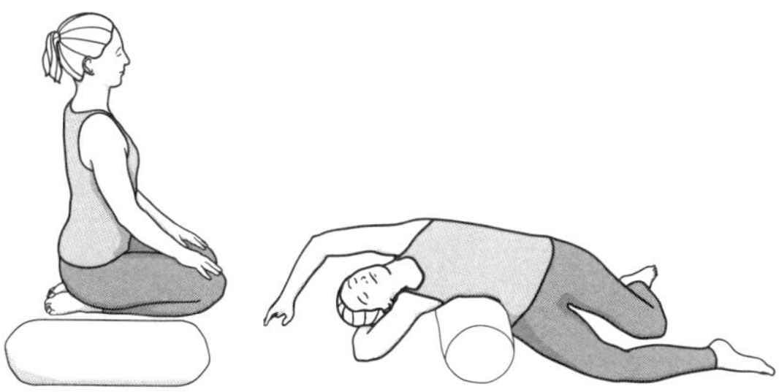

1 Banane

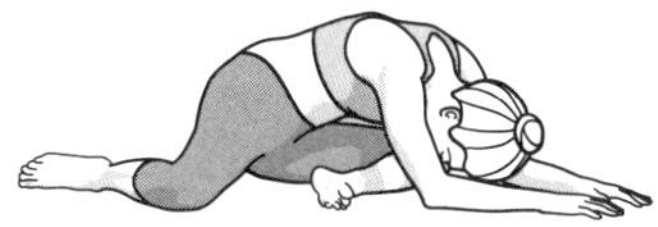

2 Reh

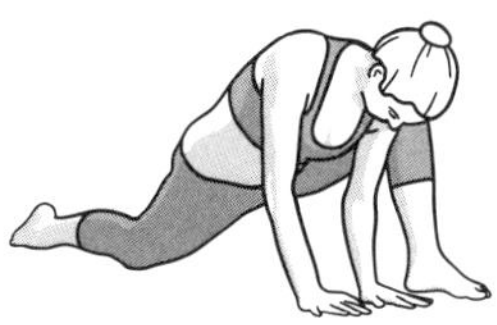

3 Drache

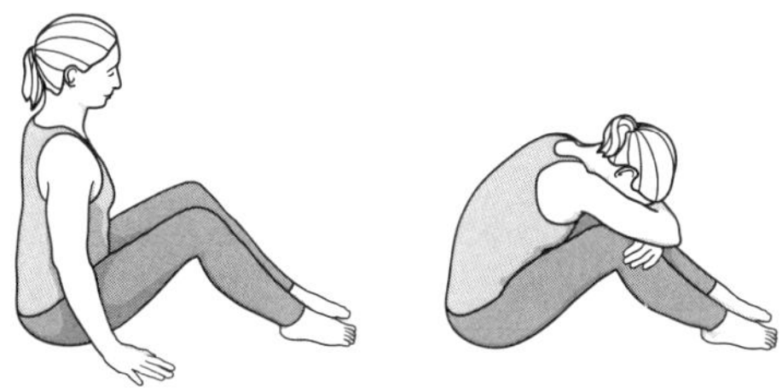

4 Kutschersitz

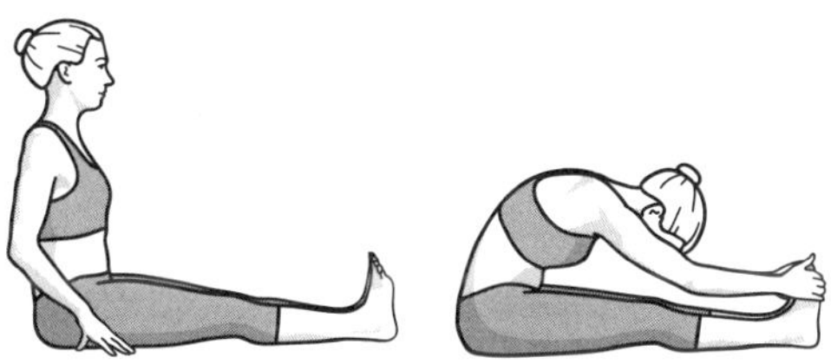

5 Raupe

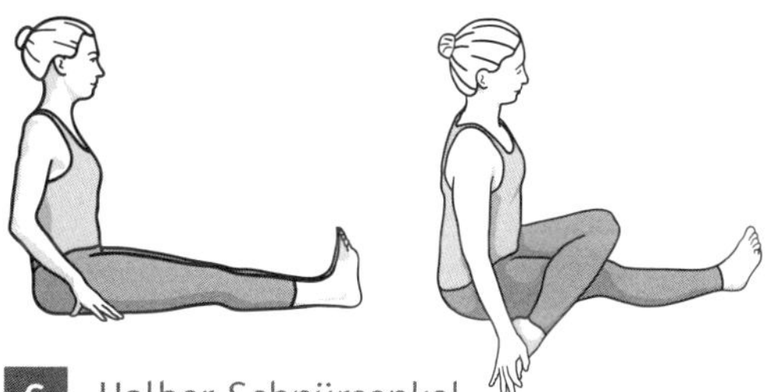

6 Halber Schnürsenkel

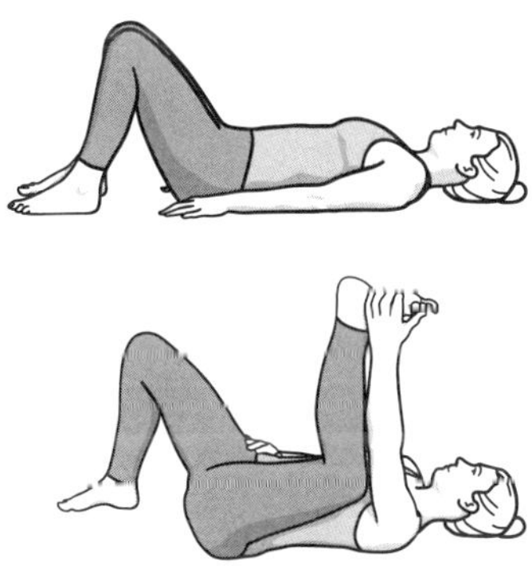

7 Halbes Happy Baby

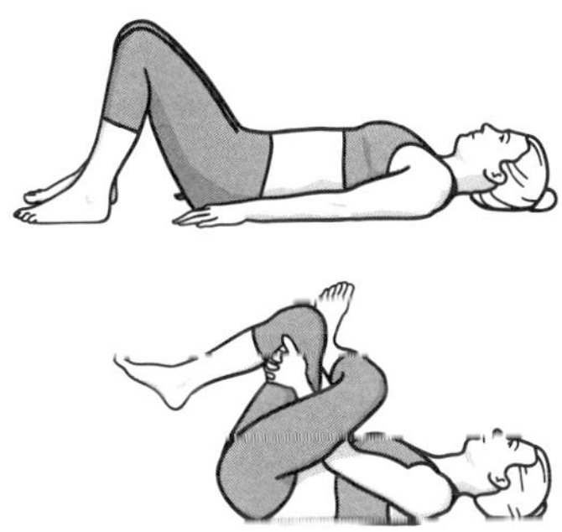

8 Nadelöhr

31 Yin Yoga gegen Ischiasbeschwerden – Geübte

1 2 3

Trainingsdauer: 45 Minuten

	Übungen	Dauer in Minuten	Seitenwechsel	Ausgleichshaltung	Intensität	Seite
1	Reh	3	x	–	2	128
2	Drache	3	x	Herabschauender Hund	2	125
3	Schlafender Schwan	3	x	Herabschauender Hund	3	128
4	Schnürsenkel	4	x	Scheibenwischer	3	128
5	Raupe	4		Tisch	3	131
6	Happy Baby	3		Scheibenwischer	2	130
7	Korkenzieher	3	x	Rückenlage mit aufgestellten Füßen	2	134

Wirkung: Der längste und dickste Nerv im Körper ist der Ischiasnerv. Er verläuft von der Lendenwirbelsäule hinter dem Hüftgelenk über das Gesäß und die Beinrückseiten nach unten bis zum Fuß. Verspannte beziehungsweise »verkürzte« Muskeln können dazu führen, dass der Ischiasnerv eingeklemmt wird. In diesem Workout wird der Bereich unterer Rücken, Gesäß und Oberschenkel intensiv gedehnt, was Ischiasbeschwerden vorbeugt und lindert.

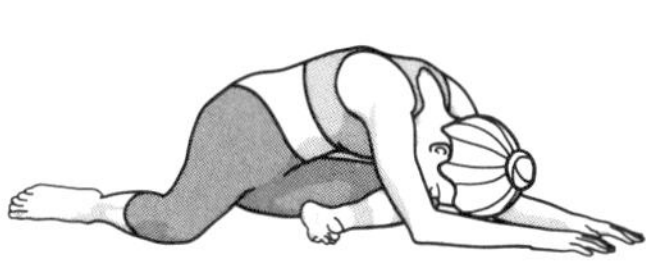

1 Reh

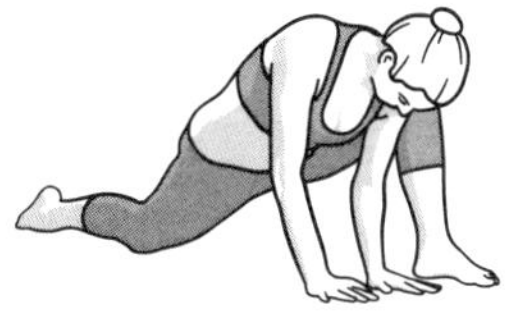

2 Drache

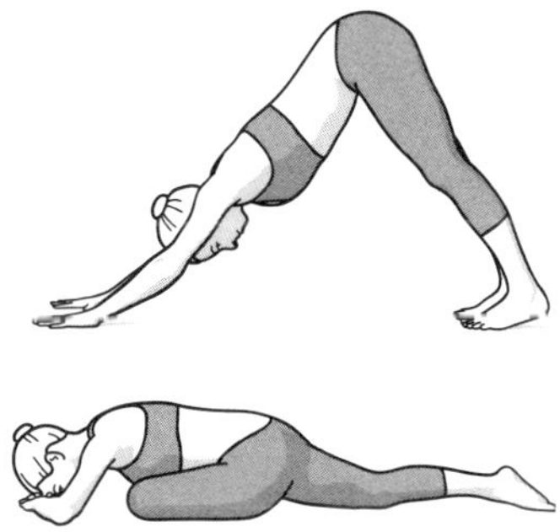

3 Schlafender Schwan

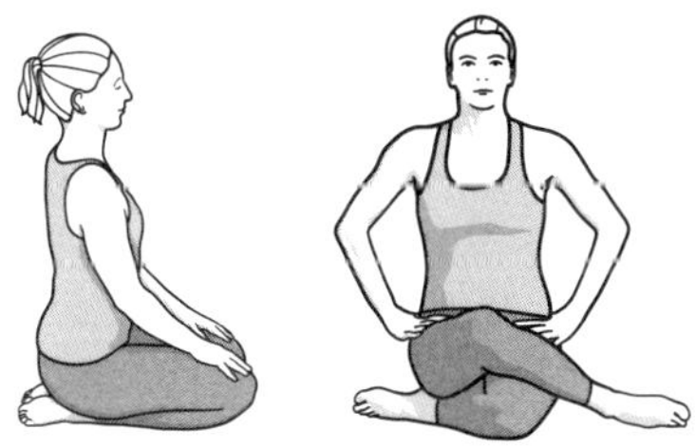

4 Schnürsenkel

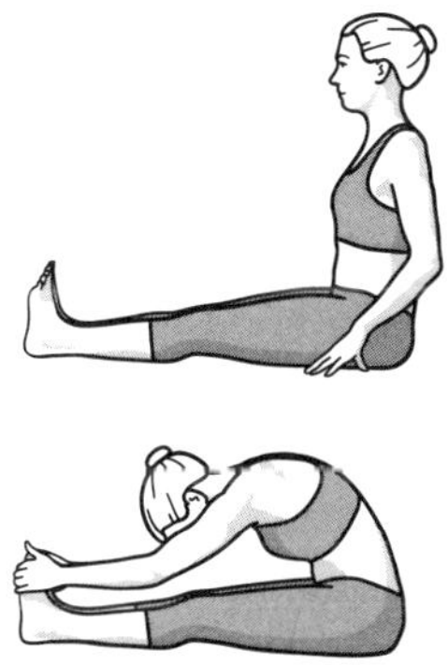

5 Raupe

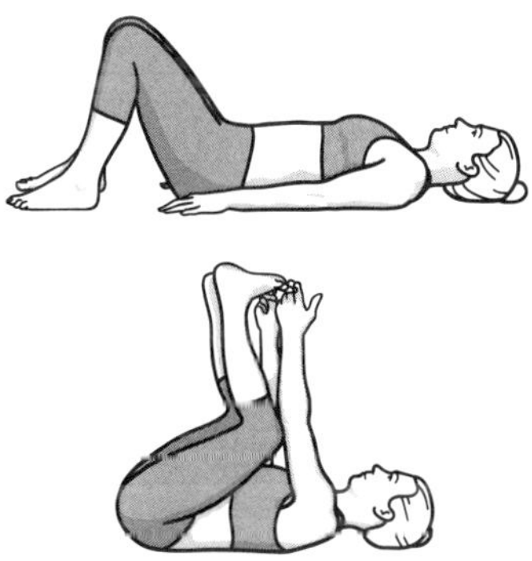

6 Happy Baby

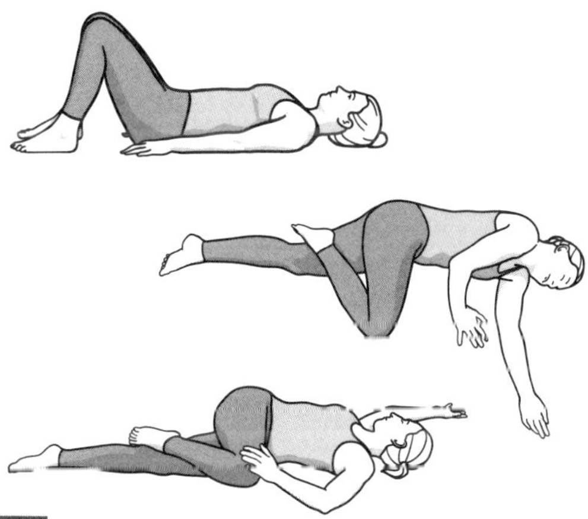

7 Korkenzieher

32 Yin Yoga gegen Ängste und Sorgen

Trainingsdauer: 25 Minuten

1 2 3

	Übungen	Dauer in Minuten	Seiten-wechsel	Ausgleichshaltung	Intensität	Seite
1	Kind	3		Bauchlage	2	136
2	Halber Frosch	3	x	Bauchlage	1	125
3	Frosch	2		Beine ausschütteln	2	126
4	Kutschersitz	3		–	1	131
5	Reh	3	x	–	2	128
6	Happy Baby	2		Scheibenwischer	2	130

Wirkung: In diesem Workout bleibt unsere verletzliche, sensible Körpervorderseite geschützt oder ist mit der Erde verbunden, sodass ein Gefühl von Erdung, Sicherheit und Geborgenheit entstehen kann.

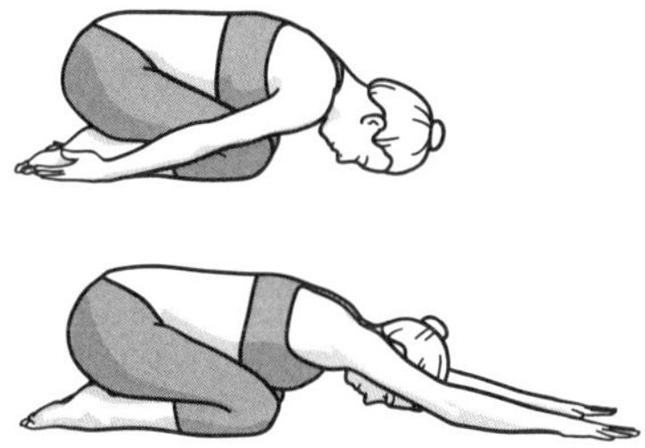

1 Kind

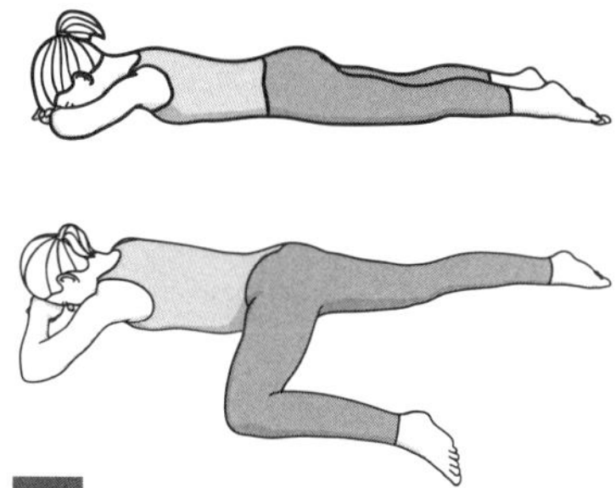

2 Halber Frosch

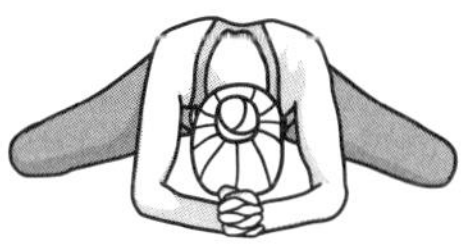

3 Frosch

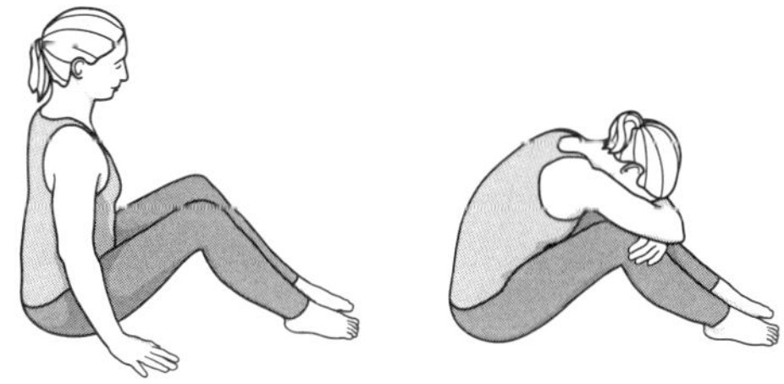

4 Kutschersitz

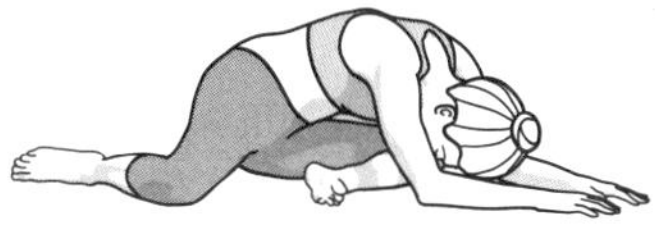

5 Reh

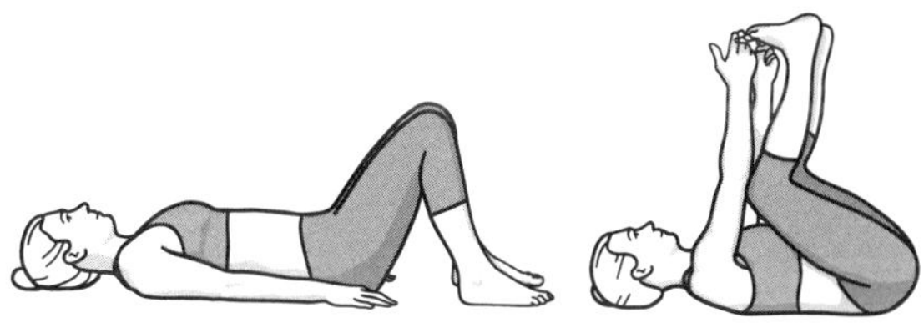

6 Happy Baby

33 Yin Yoga gegen Kopfschmerzen

Trainingsdauer: 25 Minuten

1 2 3

	Übungen	Dauer in Minuten	Seiten-wechsel	Ausgleichshaltung	Intensität	Seite
1	Kutschersitz	2		Scheibenwischer	1	131
2	Zehensitz	1,5		Herabschauender Hund	3	127
3	Open Wings	2	x	Bauchlage	2	133
4	Kind	2		–	1	136
5	Sichel	4	x	Rückenlage		129
6	Fisch gestützt	4		Rückenlage mit aufgestellten Füßen	2	136

Wirkung: Kopfschmerzen entstehen oftmals durch Verspannungen im Rücken-Schulter-Nacken-Bereich. Die ausgewählten Übungen lösen auf sanfte Weise Spannung in der Körperrückseite und lassen zudem Alphawellen im Gehirn entstehen, sodass ein körperlicher und auch mentaler Entspannungseffekt eintritt, was Erleichterung bei Kopfschmerzen schenkt.

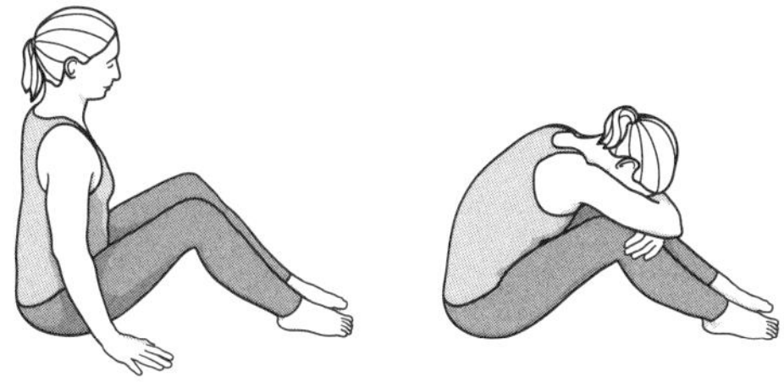

1 Kutschersitz

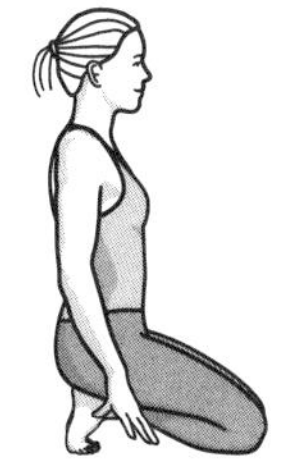

2 Zehensitz

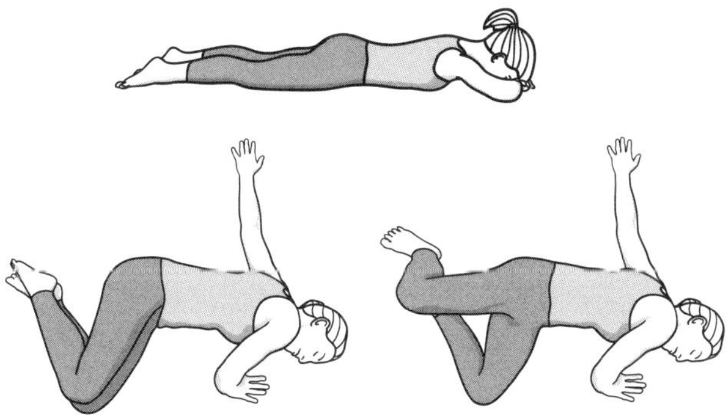

3 Open Wings

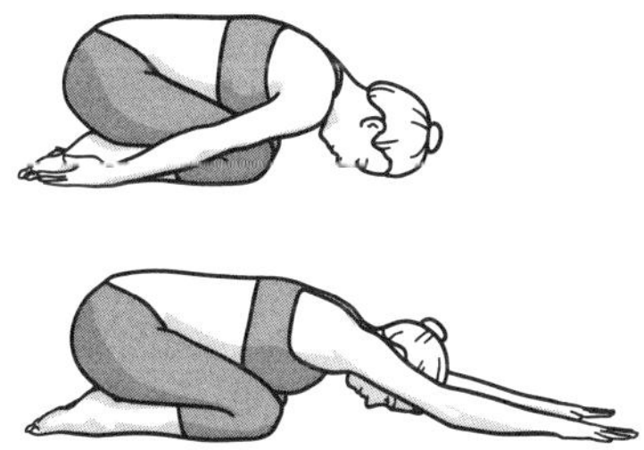

4 Kind

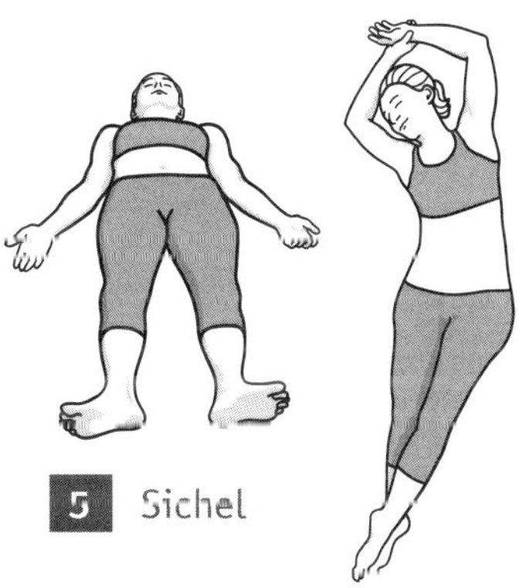

5 Sichel

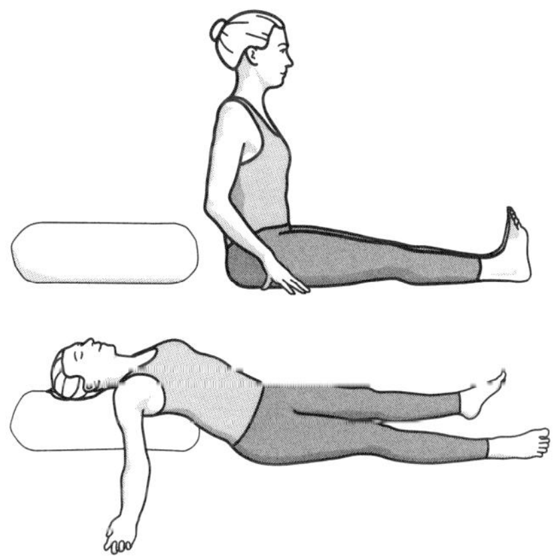

6 Fisch gestützt

34 Yin Yoga für Fußballer – Einsteiger

Trainingsdauer: 10 Minuten

1 2 3

	Übungen	Dauer in Minuten	Seiten-wechsel	Ausgleichshaltung	Intensität	Seite
1	Zehensitz	1		Herabschauender Hund	2–3	127
2	Dangling Pose	1,5		Herabschauender Hund	1	124
3	Drache	1,5	x	Herabschauender Hund	2	125
4	Kind	2		Scheibenwischer	1	136
5	Wasserfall	2		Rückenlage mit aufgestellten Füßen	1	135

Wirkung: Die Beinmuskulatur vollbringt im Fußball Höchstleistung. Entsprechend anfällig ist diese für Verspannungen, die mit diesem Workout gelöst werden können. Die Beinvenen erleben zum Abschluss der Sequenz wohltuende Entlastung.

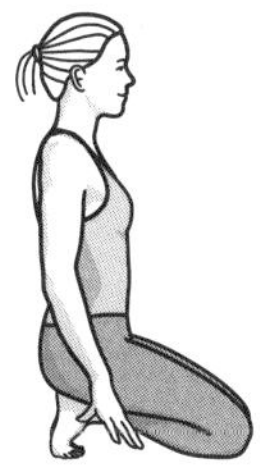

1 Zehensitz

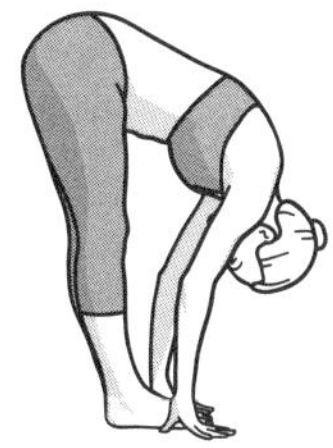

2 Dangling Pose

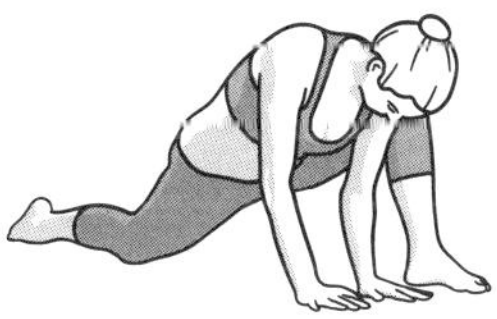

3 Drache

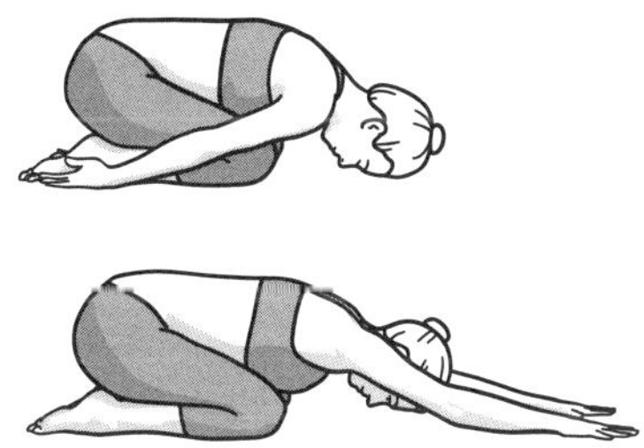

4 Kind

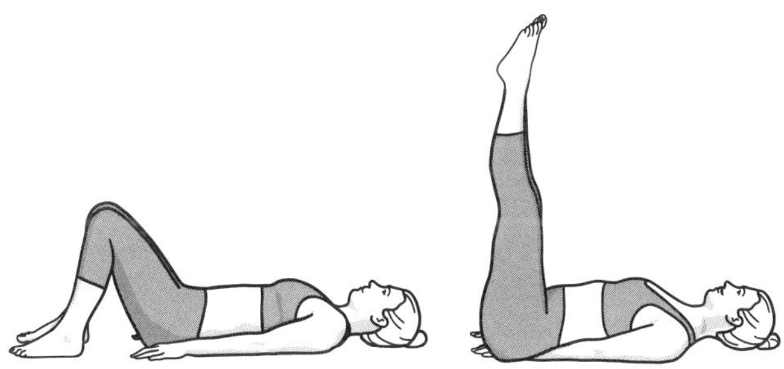

5 Wasserfall

35 Yin Yoga für Fußballer – Geübte

Trainingsdauer: 35 Minuten

1 **2** 3

	Übungen	Dauer in Minuten	Seiten-wechsel	Ausgleichshaltung	Intensität	Seite
1	Zehensitz	1,5		Herabschauender Hund	3	127
2	Schlafender Drache	3	x	Herabschauender Hund	3	125
3	Dangling Pose	1,5		Herabschauender Hund	1	124
4	Kind	3		Herabschauender Hund	2	136
5	Schmelzendes Herz	2		Bauchlage	2	126
6	Liegende Katze	3	x	Bauchlage	2	126
7	Korkenzieher	3	x	Scheibenwischer	2	134
8	Wasserfall	3		Rückenlage	1	135

Wirkung: Die Beinmuskulatur vollbringt im Fußball Höchstleistung. Dieses Workout löst Verspannungen aus den Beinen, macht Hüften und Wirbelsäule geschmeidig und schenkt den Beinvenen zum Abschluss wohltuende Entspannung und Entlastung.

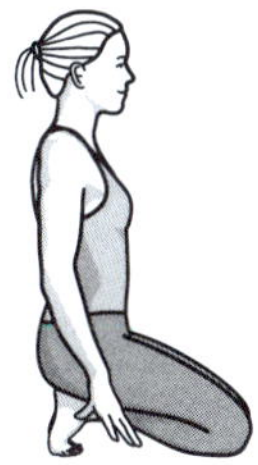

1 Zehensitz

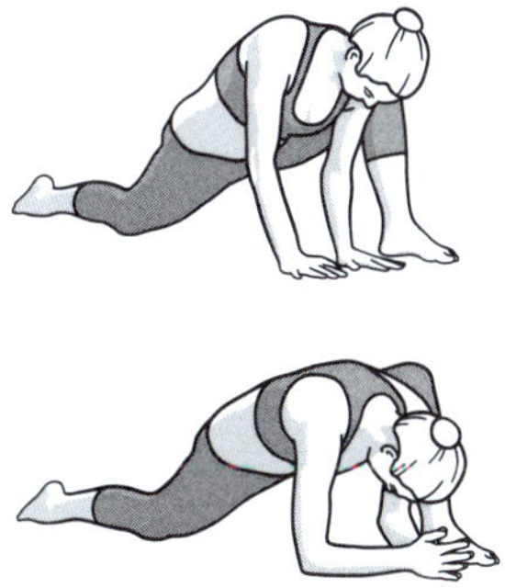

2 Schlafender Drache

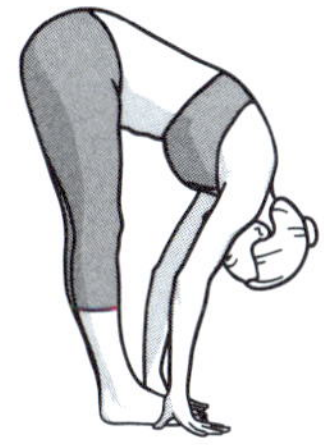

3 Dangling Pose

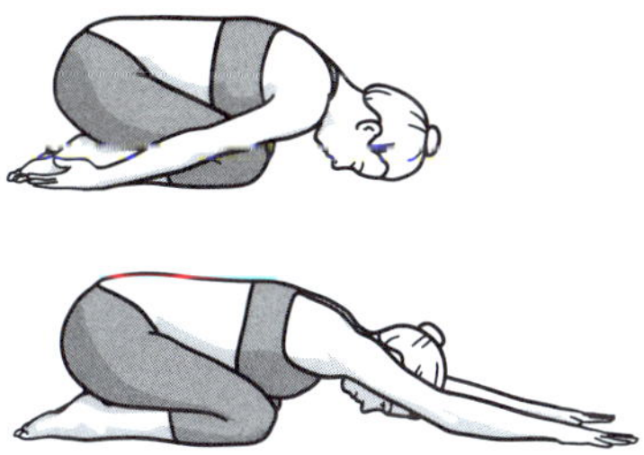

4 Kind

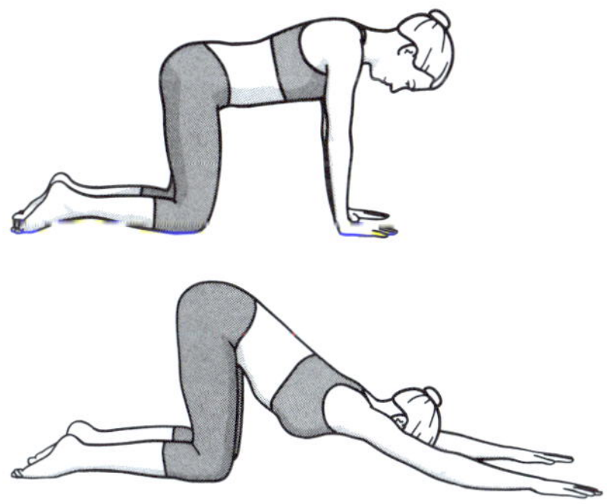

5 Schmelzendes Herz

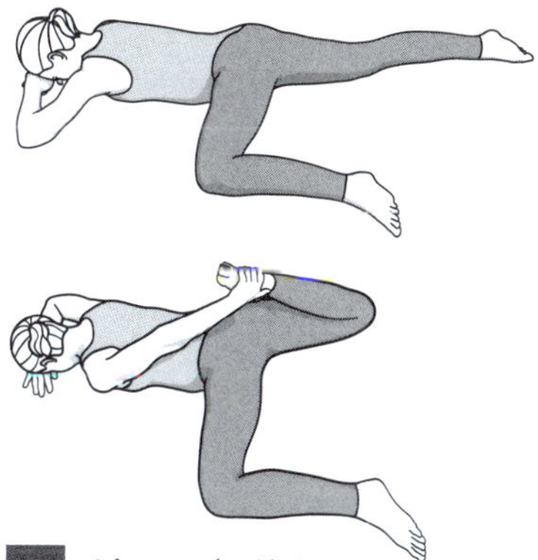

6 Liegende Katze

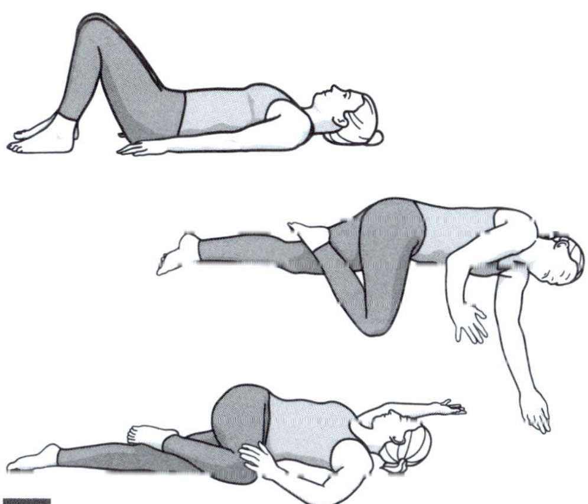

7 Korkenzieher

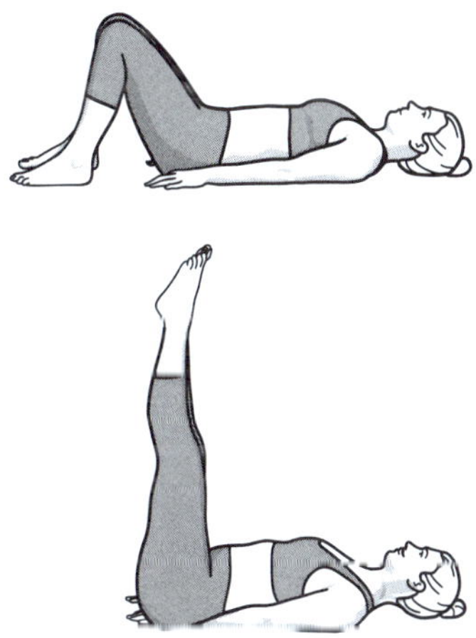

8 Wasserfall

36 Yin Yoga für Läufer – Einsteiger

Trainingsdauer: 25 Minuten

1 2 3

	Übungen	Dauer in Minuten	Seiten-wechsel	Ausgleichshaltung	Intensität	Seite
1	Kutschersitz	2		Beine ausschütteln	1	131
2	Drache	2	x	Herabschauender Hund	2	125
3	Halber Schmetterling	2	x	Beine ausschütteln	1	130
4	Frosch	2		Bauchlage	2	126
5	Sphinx	2		Bauchlage	1	127
6	Korkenzieher	2	x	Scheibenwischer	2	134
7	Wasserfall	3		Rückenlage	1	135

Wirkung: Die ausgewählten Übungen dehnen die Beinmuskulatur und schenken ihr zugleich wohltuende Entspannung. Die Umkehrhaltung zum Abschluss entlastet zudem die Beinvenen.

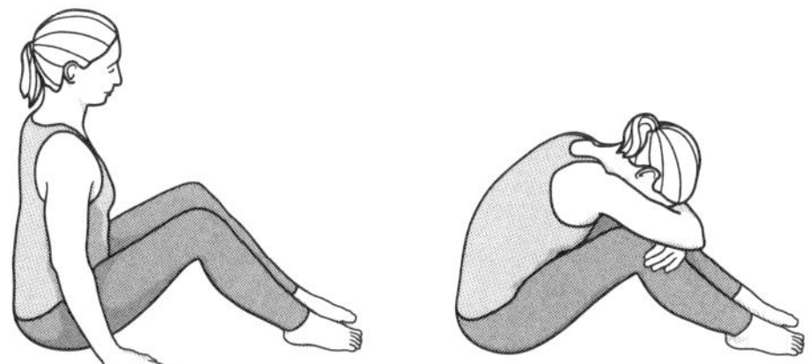

1 Kutschersitz

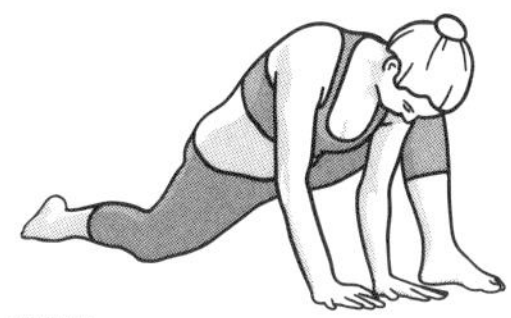

2 Drache

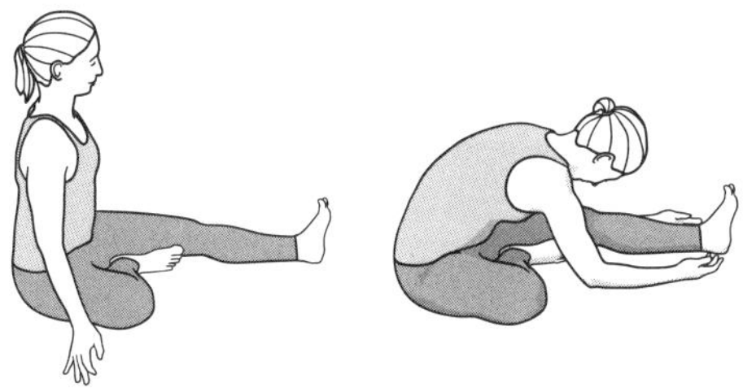

3 Halber Schmetterling

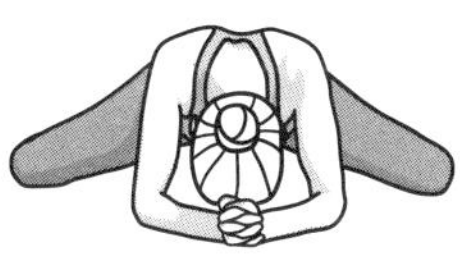

4 Frosch

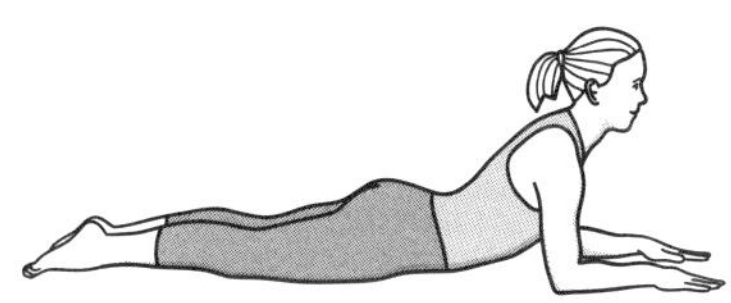

5 Sphinx

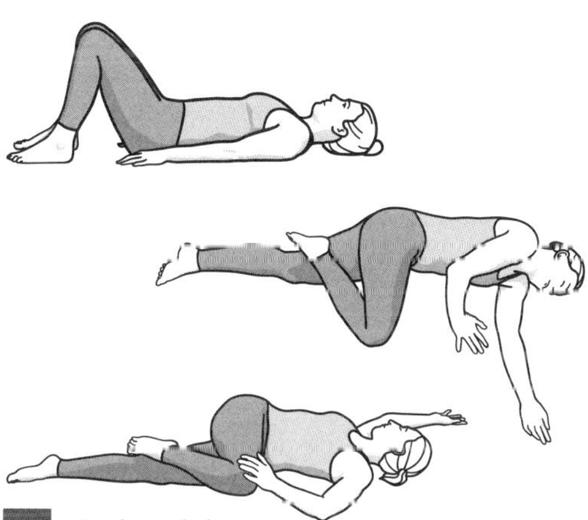

6 Korkenzieher

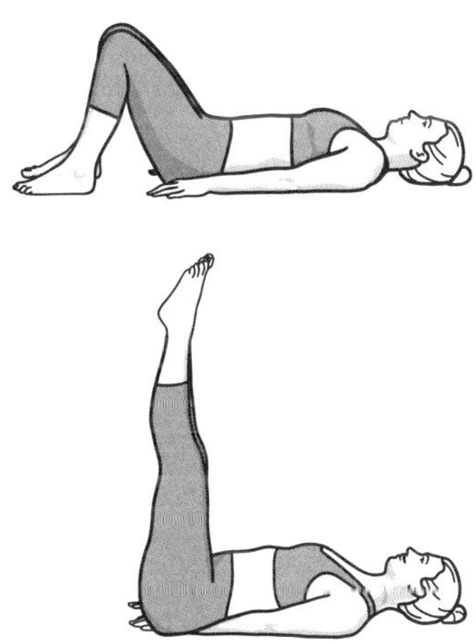

7 Wasserfall

37 Yin Yoga für Läufer – Geübte

Trainingsdauer: 30 Minuten

1 2 3

	Übungen	Dauer in Minuten	Seitenwechsel	Ausgleichshaltung	Intensität	Seite
1	Kind	3		Scheibenwischer	2	136
2	Schmetterling	3		Beine ausschütteln	2	131
3	Raupe	3		Tisch	3	131
4	Drache	3	x	Herabschauender Hund	2	125
5	Schlafende Libelle	4		Scheibenwischer	3	132
6	Schulterbrücke gestützt	3		Päckchen	1	135
7	Wasserfall	4		Rückenlage	1	135

Wirkung: Die Beinmuskulatur wird ausgiebig gedehnt und die beim Laufen einseitig beanspruchten Hüftgelenke werden mobilisiert. Die Umkehrhaltung zum Abschluss entlastet zudem wohltuend die Beinvenen.

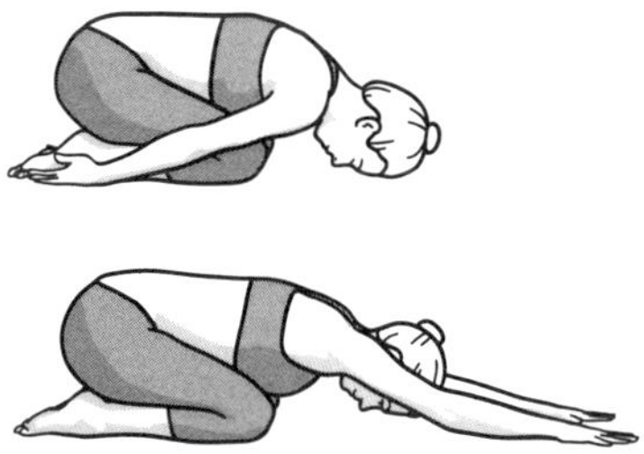

1 Kind

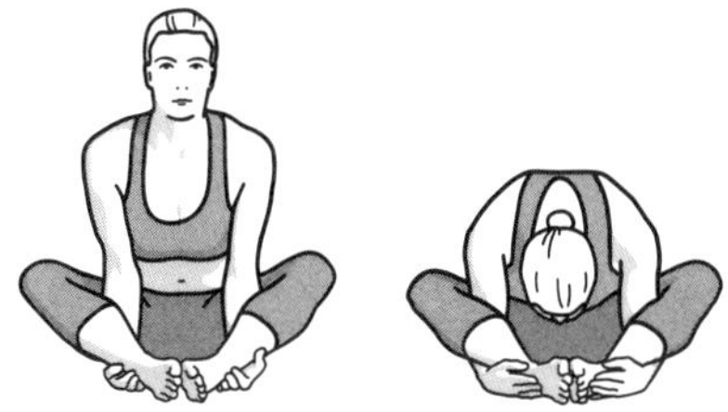

2 Schmetterling

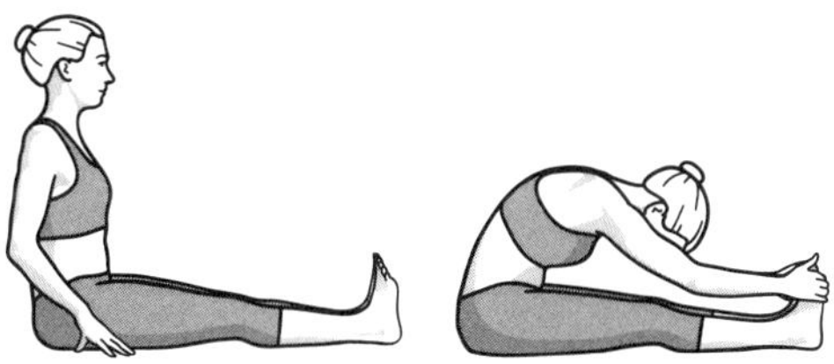

3 Raupe

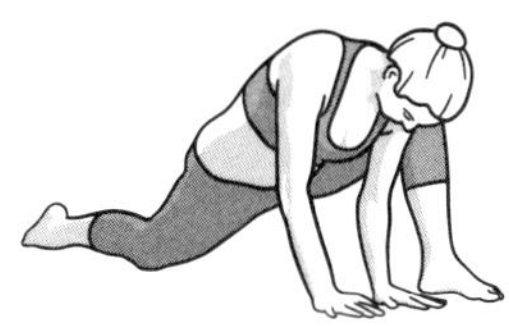

4 Drache

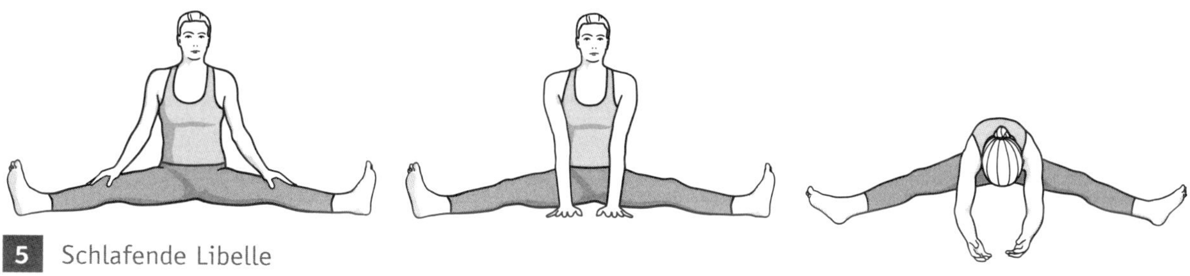

5 Schlafende Libelle

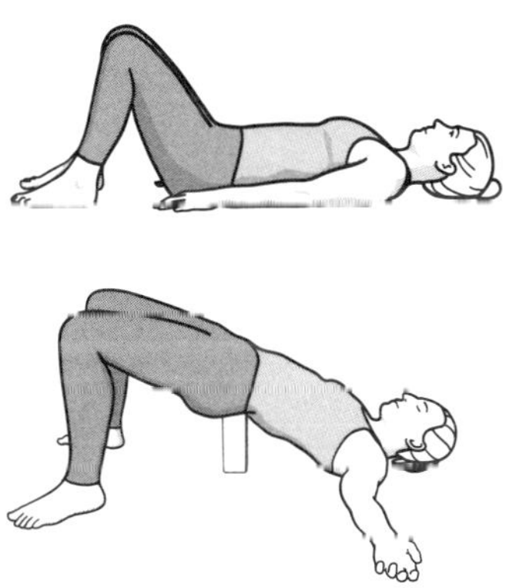

6 Schulterbrücke gestützt

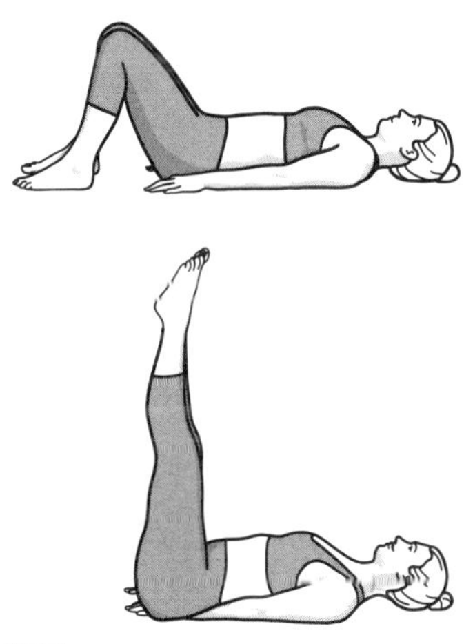

7 Wasserfall

38 Yin Yoga für Radfahrer – Einsteiger

Trainingsdauer: 30 Minuten

1 2 3

	Übungen	Dauer in Minuten	Seiten-wechsel	Ausgleichshaltung	Intensität	Seite
1	Dangling Pose	1		Herabschauender Hund	1	124
2	Drache	2	x	Herabschauender Hund	2	125
3	Schmelzendes Herz	2		Bauchlage	2	126
4	Halber Frosch	3	x	Bauchlage	1	125
5	Korkenzieher	2	x	Scheibenwischer	2	134
6	Sichel	3	x	Rückenlage	1	129
7	Schulterbrücke gestützt	3		Päckchen	1	135

Wirkung: Radfahren beansprucht die Beinmuskulatur, während sich der Oberkörper in einer statischen Haltung befindet. Die ausgewählten Übungen lösen Verspannungen aus den Beinen und mobilisieren die Rumpfmuskulatur.

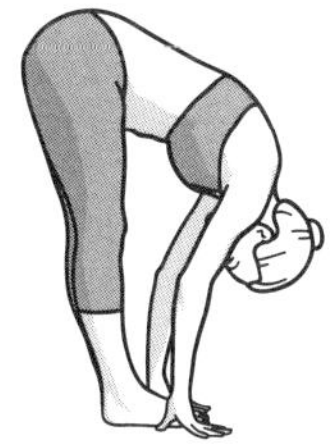

1 Dangling Pose

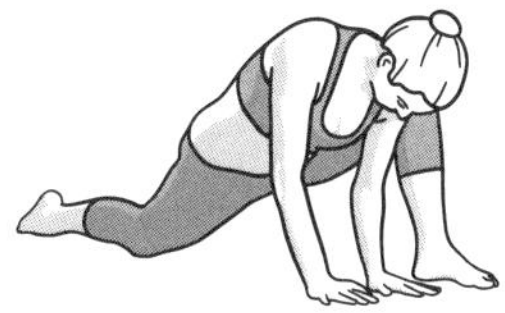

2 Drache

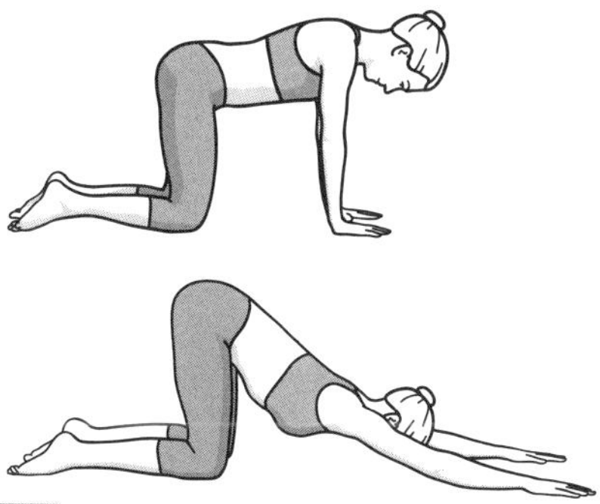

3 Schmelzendes Herz

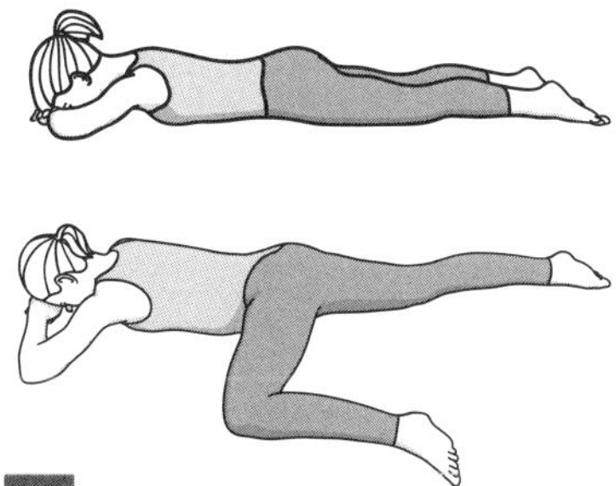

4 Halber Frosch

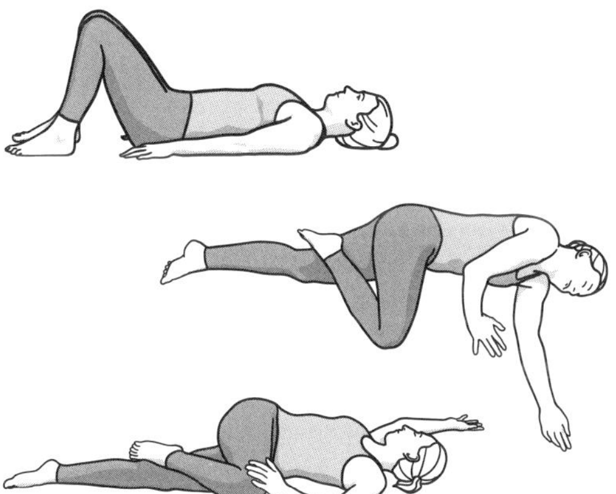

5 Korkenzieher

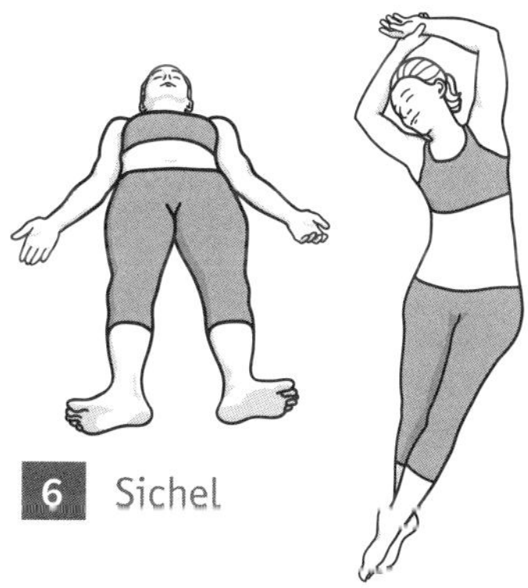

6 Sichel

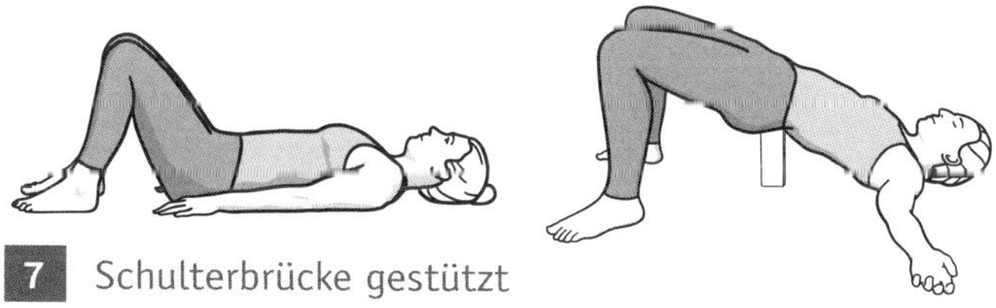

7 Schulterbrücke gestützt

39 Yin Yoga für Radfahrer – Geübte

Trainingsdauer: 40 Minuten

1 **2** 3

	Übungen	Dauer in Minuten	Seitenwechsel	Ausgleichshaltung	Intensität	Seite
1	Zehensitz	1,5		Herabschauender Hund	3	127
2	Schlafender Drache	3	x	Herabschauender Hund	3	125
3	Kind	3		Herabschauender Hund	2	136
4	Schlafender Schwan	3	x	Herabschauender Hund	3	128
5	Libelle – Flankendehnung	2	x	Scheibenwischer	3	132
6	Einseitige Libelle	3	x	Scheibenwischer	3	133
7	Schulterbrücke gestützt	4		Päckchen	1	135
8	Wasserfall	3		Rückenlage	1	135

Wirkung: Radfahren fordert die Beinmuskulatur, während sich der Oberkörper in einer statischen Haltung befindet. Die ausgewählten Übungen lösen Verspannungen aus den Beinen, mobilisieren die Wirbelsäule und lockern die Rumpfmuskulatur.

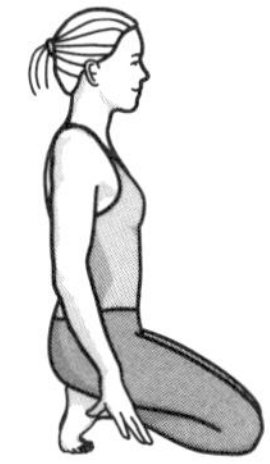

1 Zehensitz

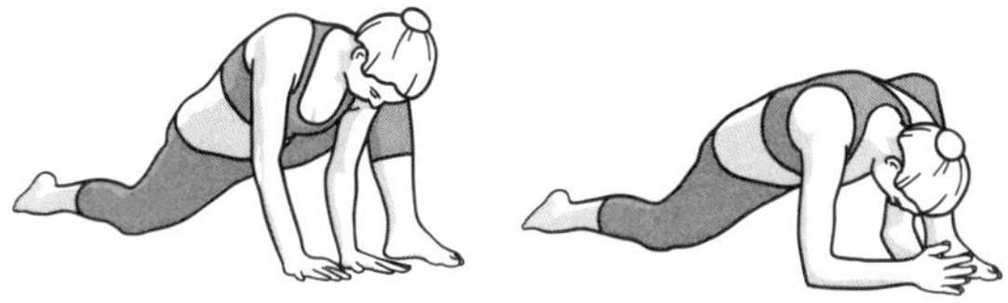

2 Schlafender Drache

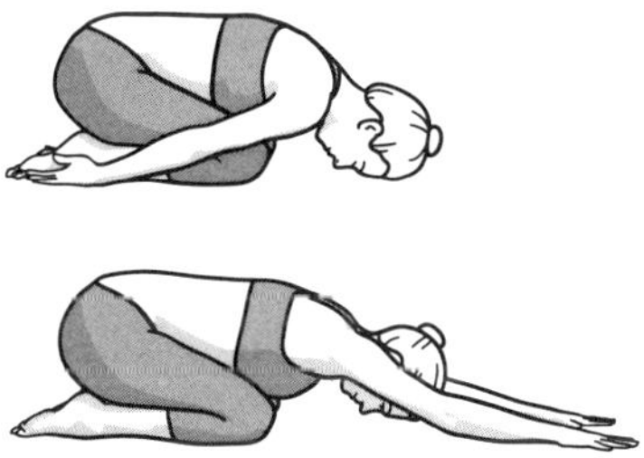

3 Kind

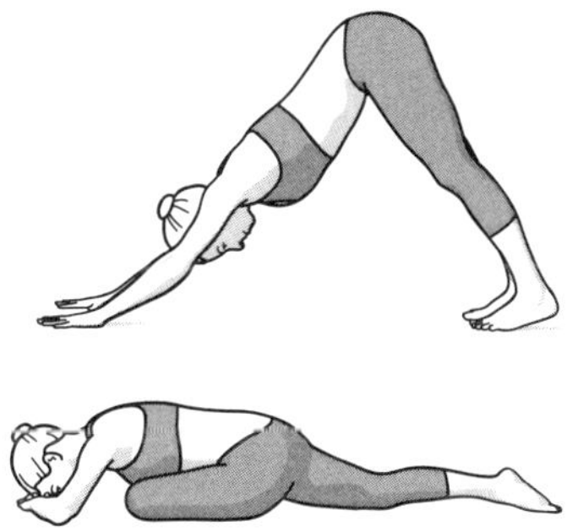

4 Schlafender Schwan

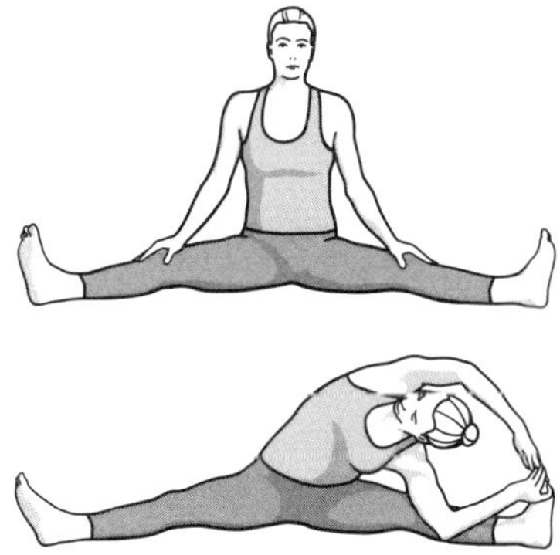

5 Libelle – Flankendehnung

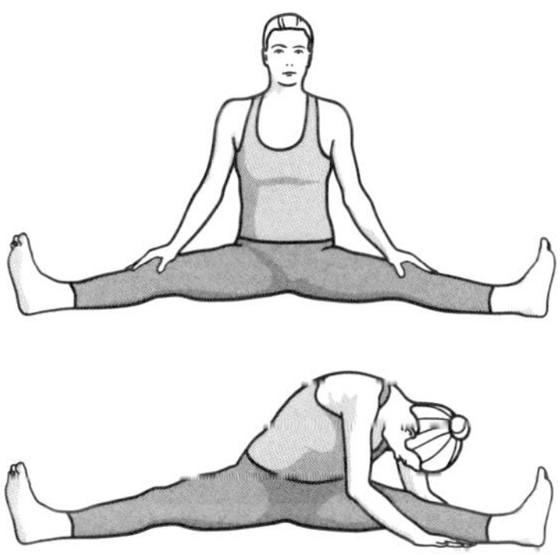

6 Einseitige Libelle

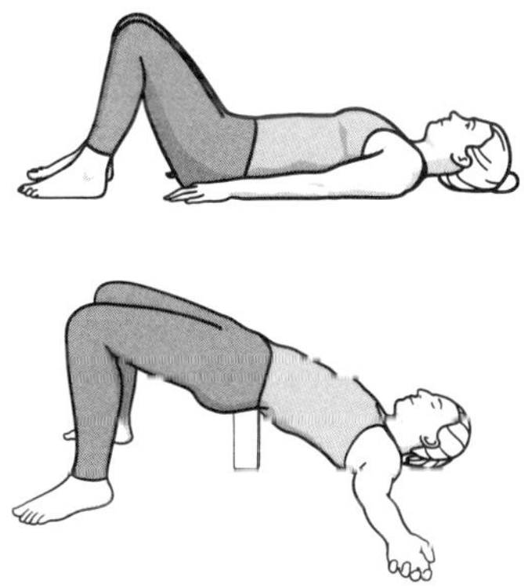

7 Schulterbrücke gestützt

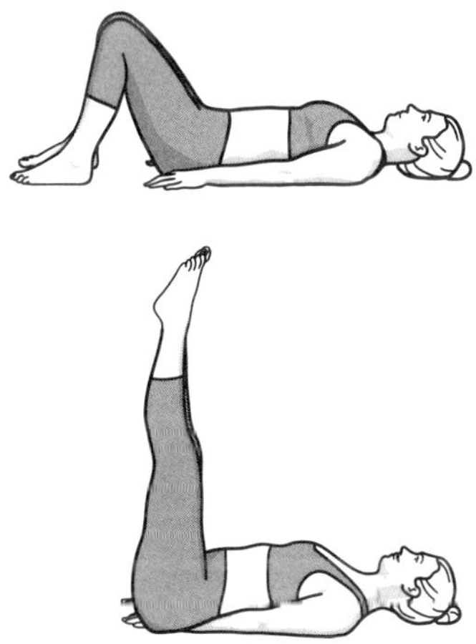

8 Wasserfall

40 Männer-Workout für mehr Beweglichkeit

Trainingsdauer: 30 Minuten

1 **2** 3

	Übungen	Dauer in Minuten	Seiten-wechsel	Ausgleichshaltung	Intensität	Seite
1	Dangling Pose	1,5		Herabschauender Hund	1	124
2	Drache	2	x	Planke	2	125
3	Halber Frosch	3	x	Bauchlage	1	125
4	Sphinx	2		Kind	2	127
5	Kutschersitz	3		Tisch	2	131
6	Easy Twist	2	x	Scheibenwischer	2	134
7	Fisch gestützt	3		Päckchen	2	136
8	Wasserfall	2		Rückenlage mit aufgestellten Füßen	1	135

Wirkung: Männer haben von Natur aus ein festeres Bindegewebe, mehr Muskelmasse und einen höheren Muskeltonus. Daher verwundert es nicht, dass viele Männer darüber klagen, eher unbeweglich zu sein. Dieses Workout dehnt und mobilisiert insbesondere die typischen Problembereiche Beinrückseiten, Oberschenkelinnenseiten, Hüftbeuger, Brustkorb und Hüftgelenke.

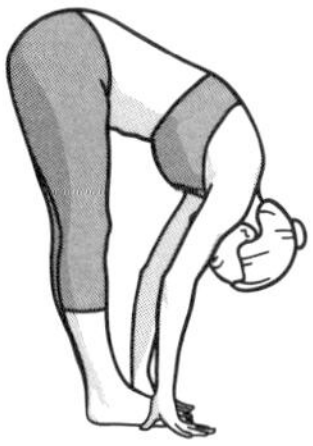

1 Dangling Pose

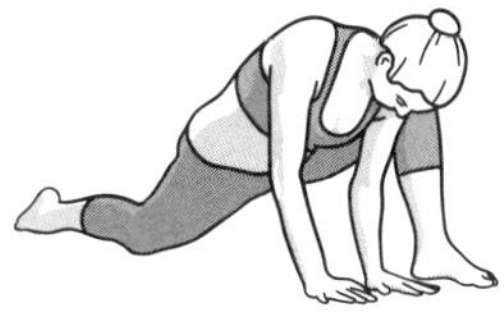

2 Drache

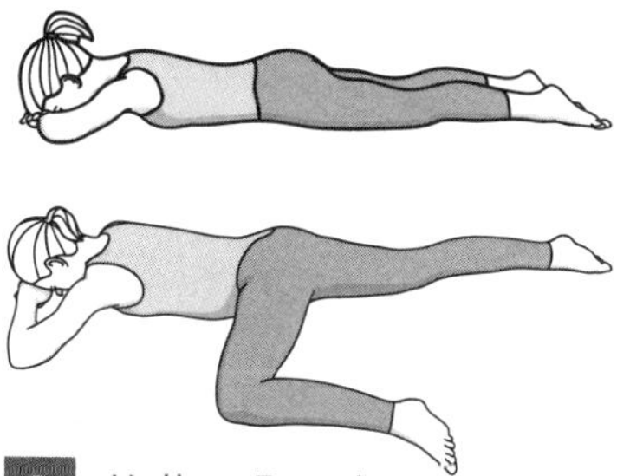

3 Halber Frosch

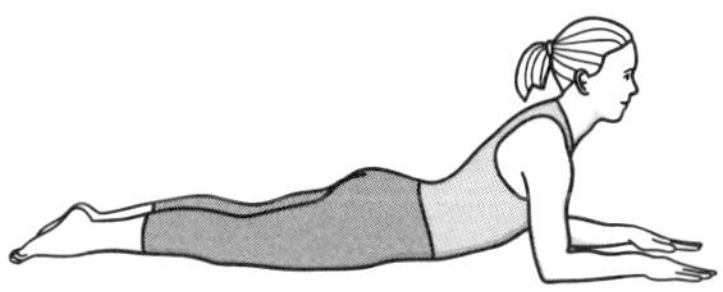

4 Sphinx

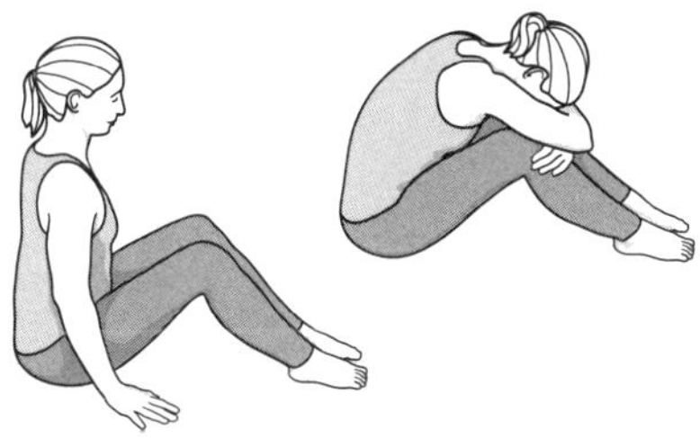

5 Kutschersitz

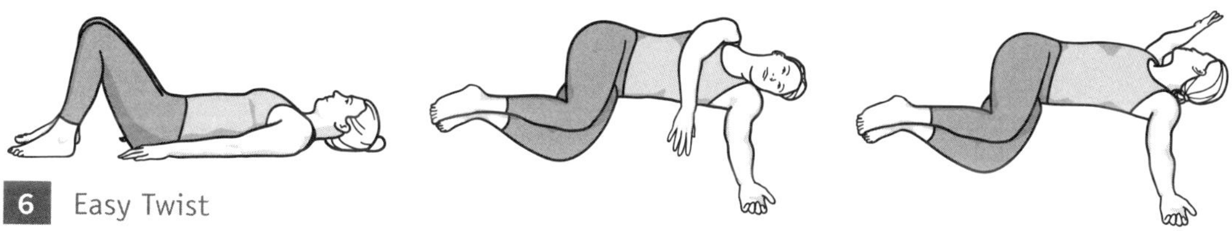

6 Easy Twist

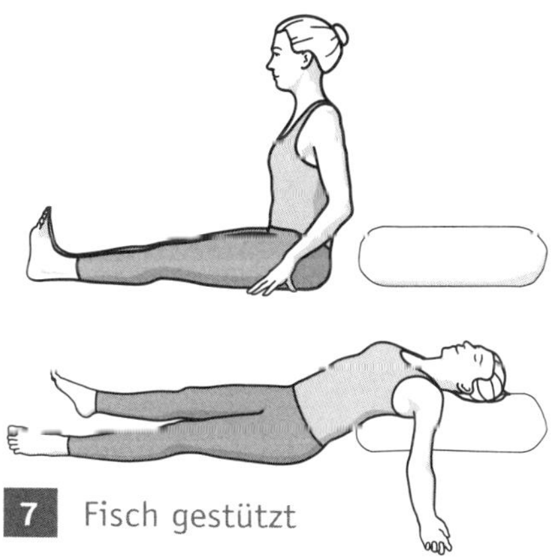

7 Fisch gestützt

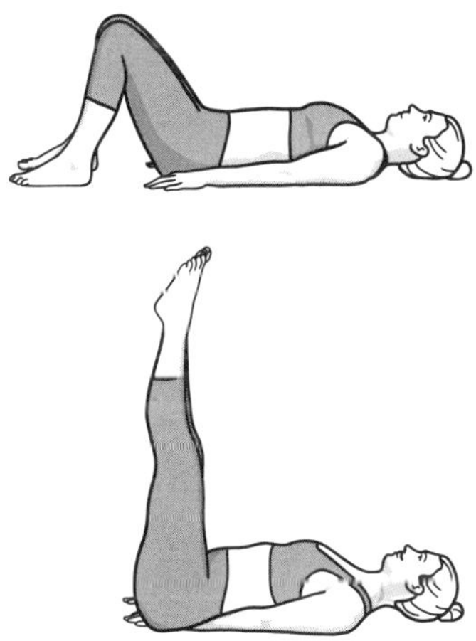

8 Wasserfall

41 Männer-Workout intensiv

Trainingsdauer: 45 Minuten

1 **2** 3

	Übungen	Dauer in Minuten	Seiten-wechsel	Ausgleichshaltung	Intensität	Seite
1	Drache	3	x	Herabschauender Hund	2	125
2	Frosch	3		Bauchlage	3	126
3	Liegende Katze	3	x	Bauchlage	3	126
4	Kind	3		Herabschauender Hund	2	136
5	Schmelzendes Herz	2		Bauchlage	2	126
6	Korkenzieher	2	x	Scheibenwischer	2	134
7	Nadelöhr	2	x	Scheibenwischer	3	135
8	Sichel	3	x	Rückenlage	2	129
9	Schulterbrücke gestützt	3		Päckchen	2	135

Wirkung: Mehr Muskelmasse und ein von Natur aus höherer Muskeltonus führen dazu, dass viele Männer sich eher unbeweglich fühlen. Mit diesem Workout werden die Beinrückseiten, Oberschenkelinnenseiten und Hüftbeugemuskeln angenehm gedehnt und die Hüftgelenke mobilisiert.

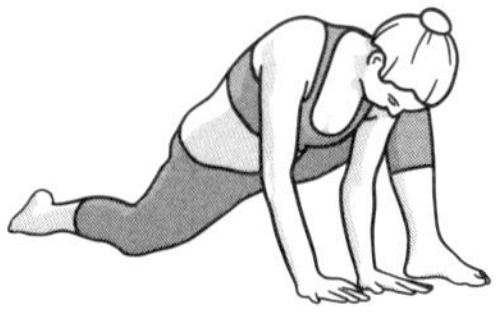

1 Drache

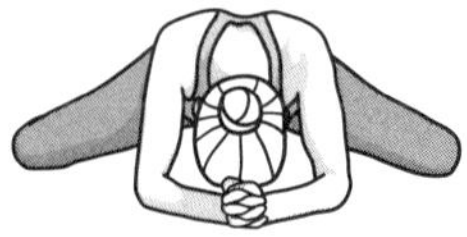

2 Frosch

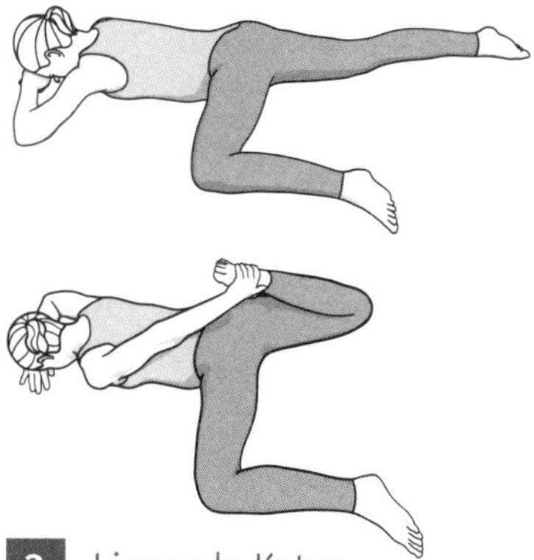

3 Liegende Katze

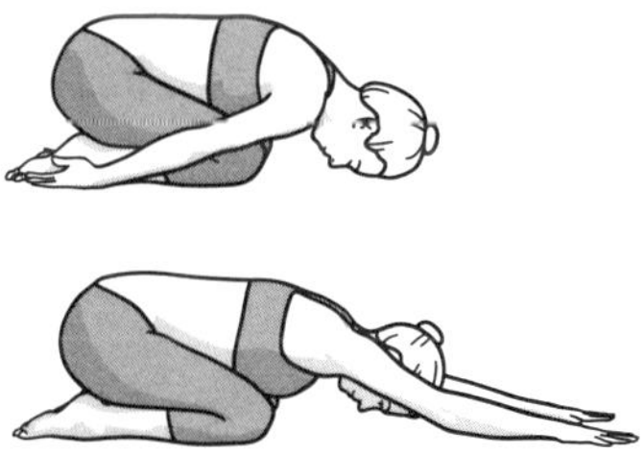

4 Kind

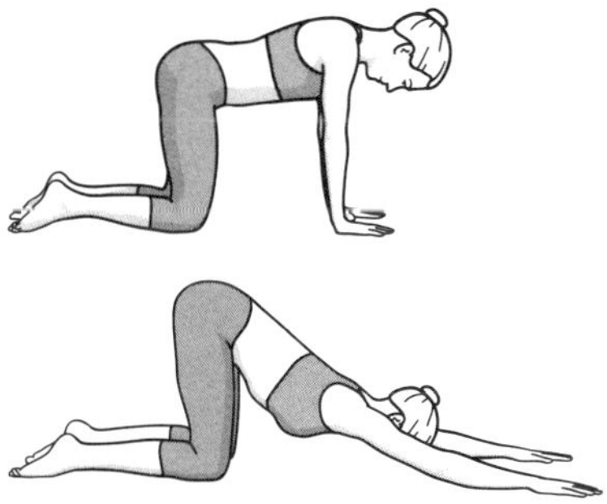

5 Schmelzendes Herz

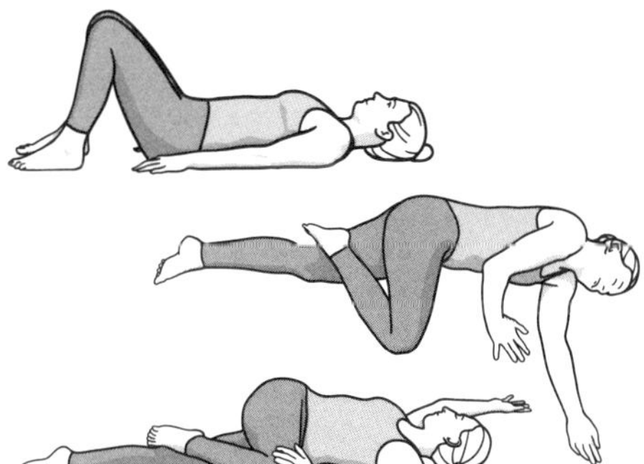

6 Korkenzieher

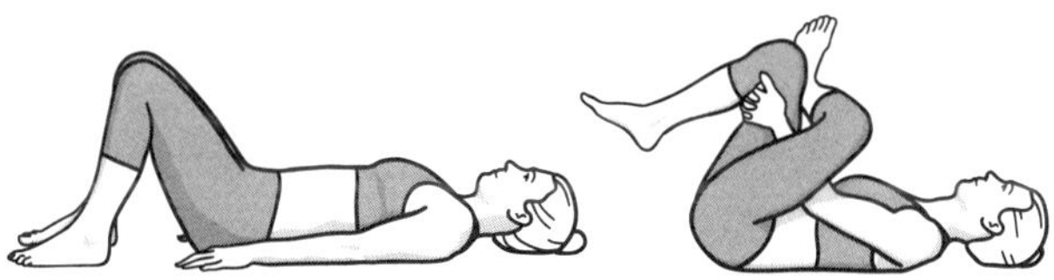

7 Nadelöhr

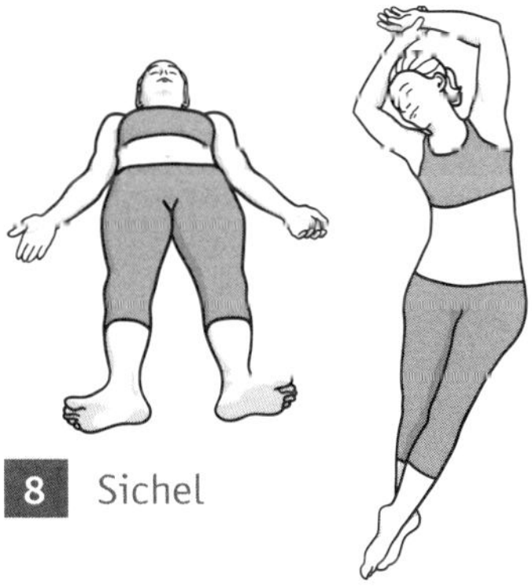

8 Sichel

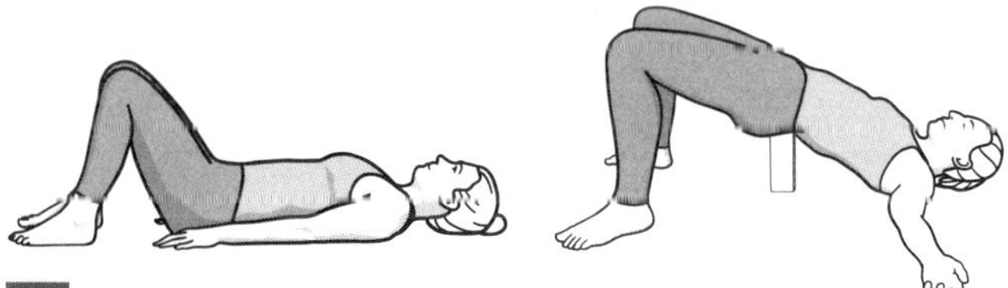

9 Schulterbrücke gestützt

42 Yin Yoga in der Schwangerschaft (1. und 2. Trimester) – Einsteiger

1 2 3

Trainingsdauer: 25 Minuten

	Übungen	Dauer in Minuten	Seiten-wechsel	Ausgleichshaltung	Intensität	Seite
1	Drache	2	x	Herabschauender Hund	2	125
2	Reh	3	x	Scheibenwischer	2	128
3	Banane	3	x	Beine ausschütteln	2	129
4	Schmelzendes Herz	2		Beine ausschütteln	2	126
5	Wasserfall	3		Rückenlage mit aufgestellten Füßen	1	135

Wirkung: Eine sanfte Übungsfolge für Schwangere, die Yin Yoga kennenlernen und zum Stress- und Spannungsabbau nutzen wollen. Ischiasbeschwerden wird vorgebeugt, die Flankendehnungen öffnen Atemräume, es entsteht angenehme Weite in den Hüftgelenken und die Umkehrhaltung zum Abschluss wirkt geschwollenen Füßen und Beinen entgegen.

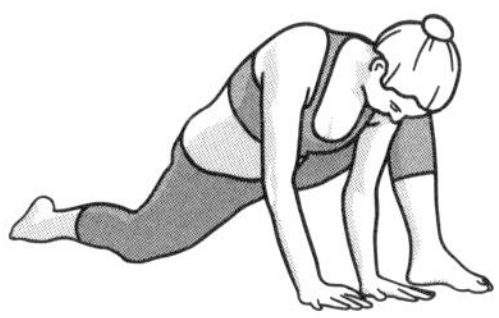

1 Drache

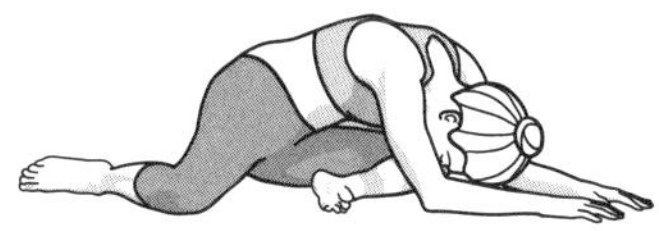

2 Reh

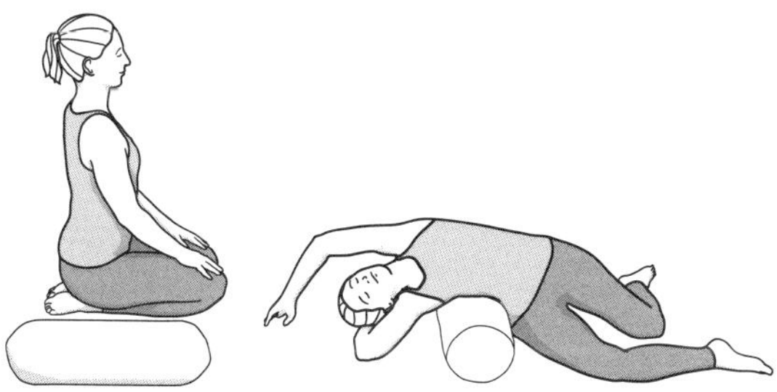

3 Banane

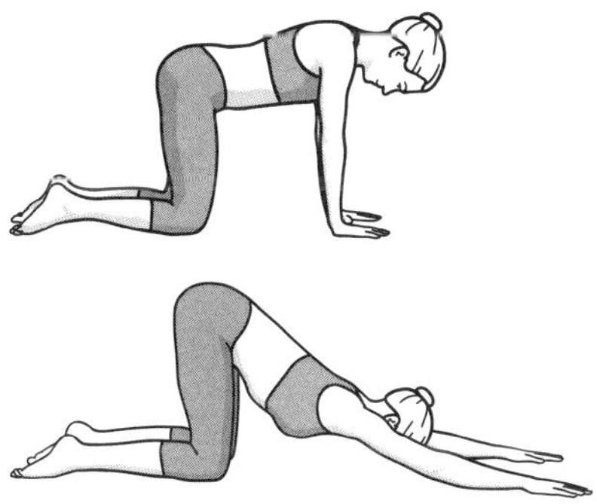

4 Schmelzendes Herz

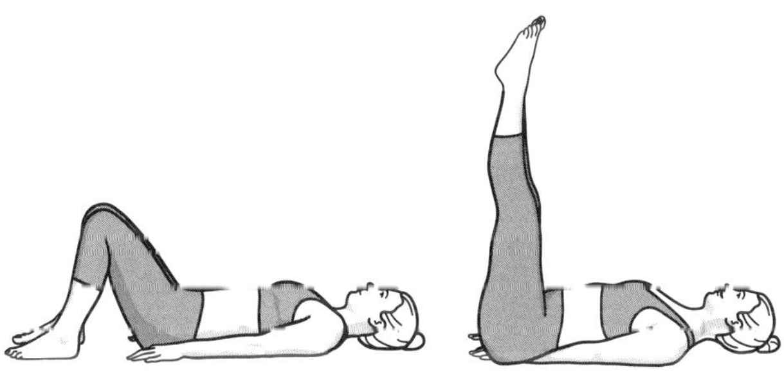

5 Wasserfall

43 Yin Yoga in der Schwangerschaft (1. und 2. Trimester) – Geübte

1 **2** 3

Trainingsdauer: 30 Minuten

	Übungen	Dauer in Minuten	Seiten-wechsel	Ausgleichshaltung	Intensität	Seite
1	Schlafender Drache	2	x	Herabschauender Hund	3	125
2	Hocke	2		Beine ausschütteln	2	129
3	Reh	3	x	Scheibenwischer	2	128
4	Libelle – Flankendehnung	2	x	Beine ausschütteln	3	132
5	Schlafende Libelle	2		Tisch	3	132
6	Schulterbrücke gestützt	3		Scheibenwischer	2	135
7	Wasserfall	3		Rückenlage mit aufgestellten Füßen	2	135

Wirkung: Eine Übungsfolge für Schwangere, die Yin Yoga kennen und intensiver üben wollen. Ischiasbeschwerden wird vorgebeugt, die Flankendehnungen öffnen Atemräume und es entsteht eine angenehme Weite in den Hüftgelenken, ohne diese zu intensiv zu dehnen. Die Umkehrhaltung zum Abschluss wirkt geschwollenen Füßen und Beinen entgegen.

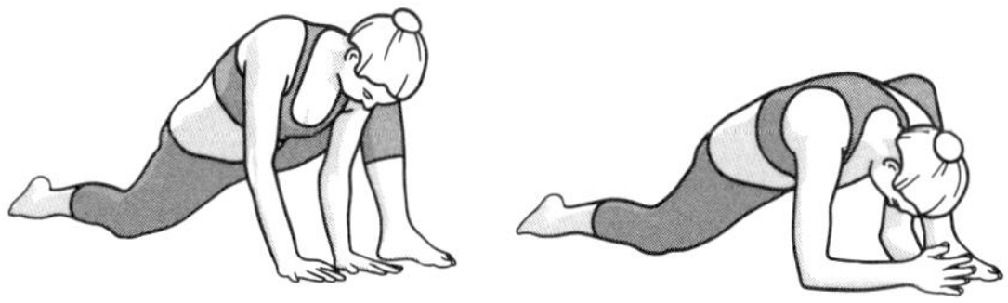

1 Schlafender Drache

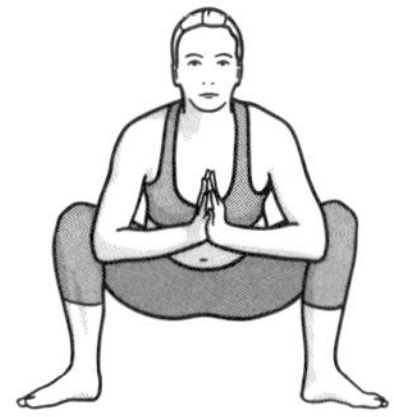

2 Hocke

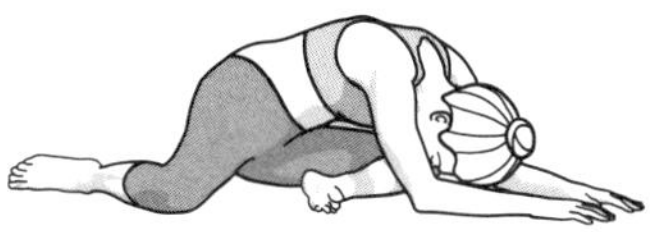

3 Reh

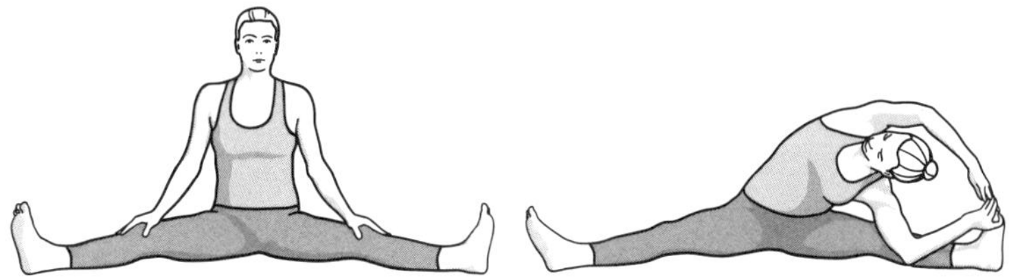

4 Libelle – Flankendehnung

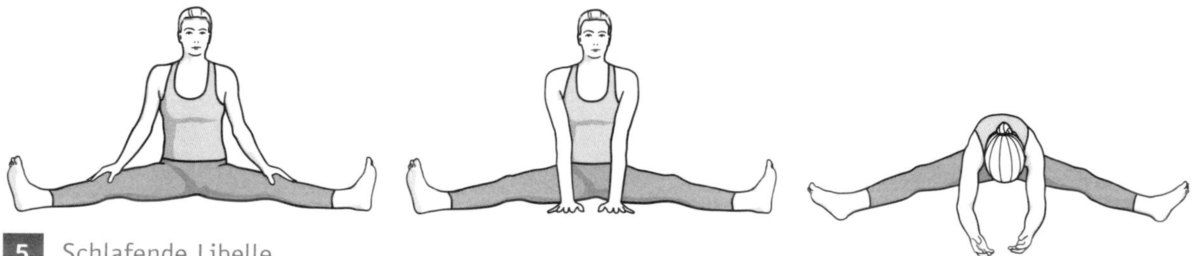

5 Schlafende Libelle

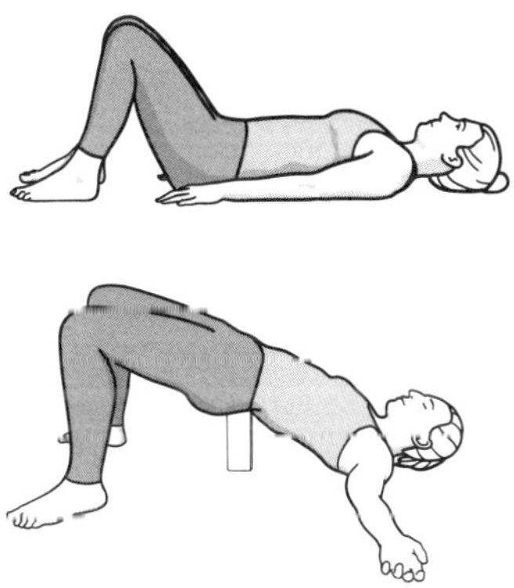

6 Schulterbrücke gestützt

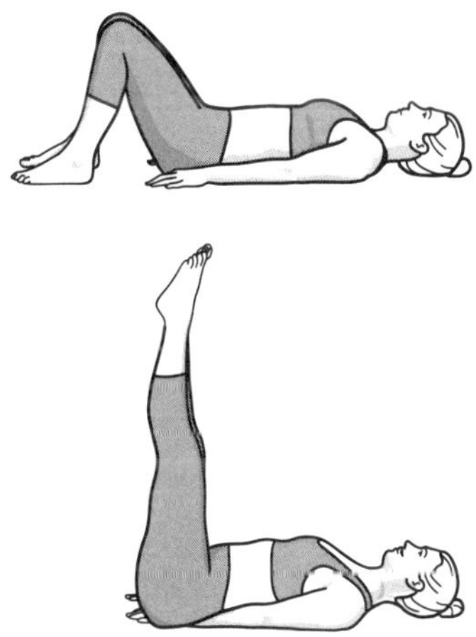

7 Wasserfall

44 Yin Yoga in der Schwangerschaft (3. Trimester)

Trainingsdauer: 20 Minuten

1 **2** 3

	Übungen	Dauer in Minuten	Seiten-wechsel	Ausgleichshaltung	Intensität	Seite
1	Drache	2 Minuten	x	Herabschauender Hund	2	125
2	Hocke	3 Minuten		Beine ausschütteln	2	129
3	Schlafender Schwan	3 Minuten	x	Scheibenwischer	2	128
4	Banane	3 Minuten	x	Beine ausschütteln	1	129

Wirkung: Eine Übungsfolge für Schwangere, die Yin Yoga zum Stressabbau, zum Lösen von Verspannungen und zur mentalen Entspannung nutzen wollen. Ischiasbeschwerden wird vorgebeugt, die Flankendehnungen öffnen Atemräume und es entsteht eine angenehme Weite in den Hüftgelenken, ohne diese zu intensiv zu dehnen.

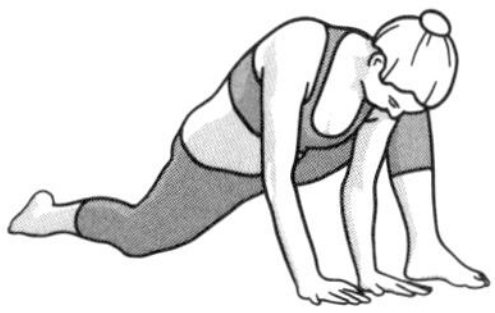

1 Drache

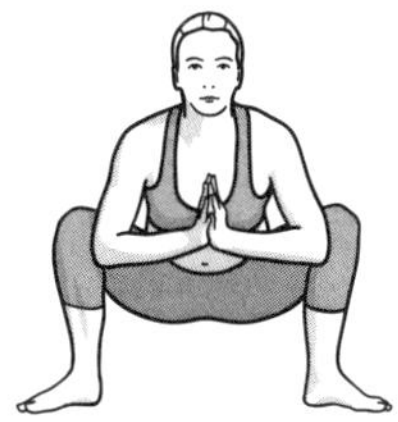

2 Hocke

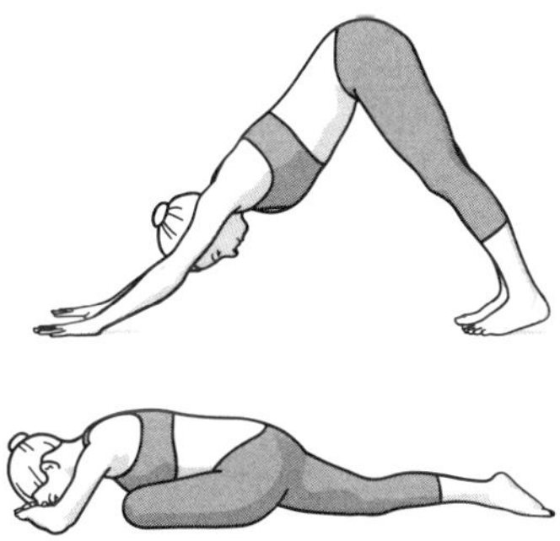

3 Schlafender Schwan

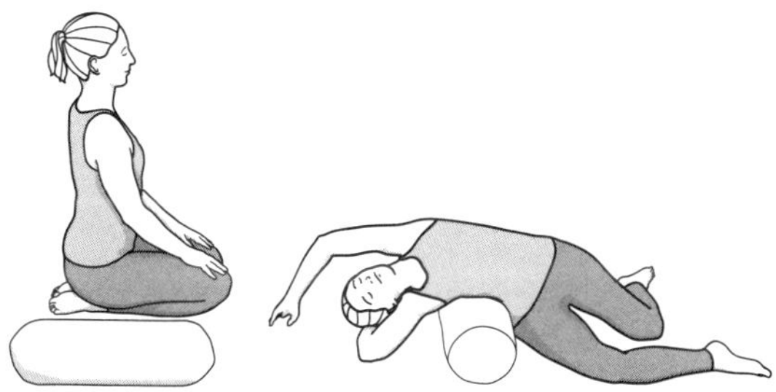

4 Banane

45 Yin Yoga nach der Geburt

Trainingsdauer: 30 Minuten

1 2 3

	Übungen	Dauer in Minuten	Seiten-wechsel	Ausgleichshaltung	Intensität	Seite
1	Dangling Pose	1		Herabschauender Hund	1	124
2	Halber Frosch	3	x	Bauchlage	1	125
3	Open Wings	2	x	Bauchlage	2	133
4	Kind	2		–	1	136
5	Sichel	3	x	Rückenlage	2	129
6	Korkenzieher	2	x	Scheibenwischer	2	134
7	Wasserfall	3		Rückenlage mit aufgestellten Füßen	1	135

Wirkung: Ein bewusst kurz gehaltenes Workout für junge Mütter. Den eigenen Körper spüren und die Bauchmuskulatur sanft aktivieren, um so einer eventuell entstandenen Rektusdiastase entgegenzuwirken, tut jetzt gut. Passives Dehnen, Verspannungen lösen, zur Ruhe kommen und durchatmen haben einen regenerierenden Effekt.

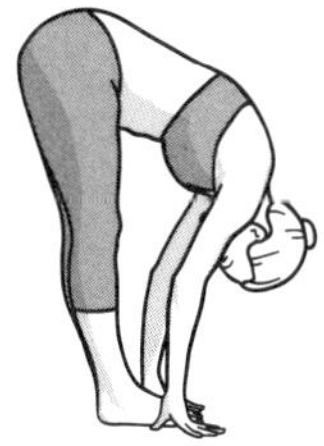

1 Dangling Pose

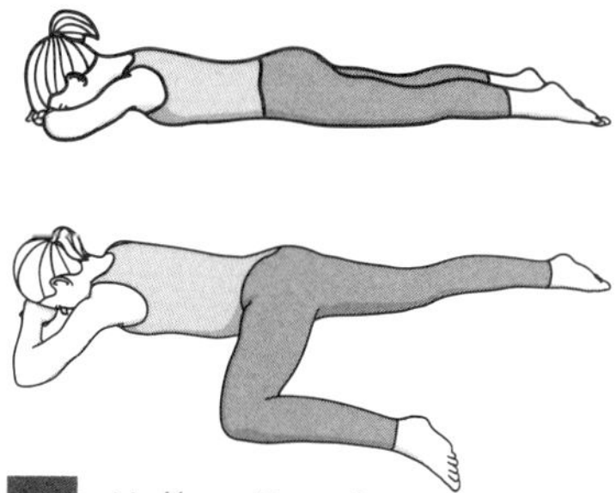

2 Halber Frosch

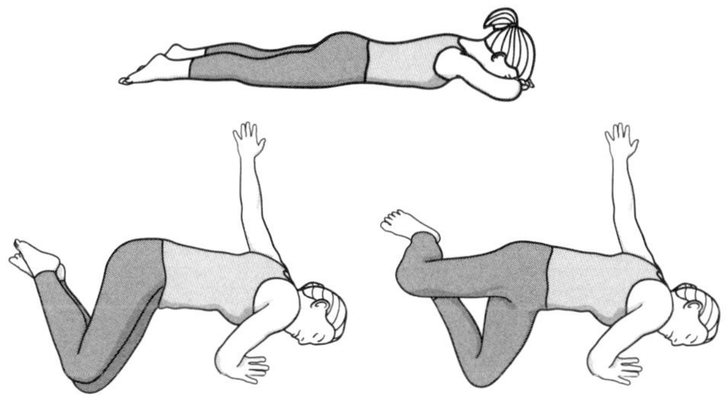

3 Open Wings

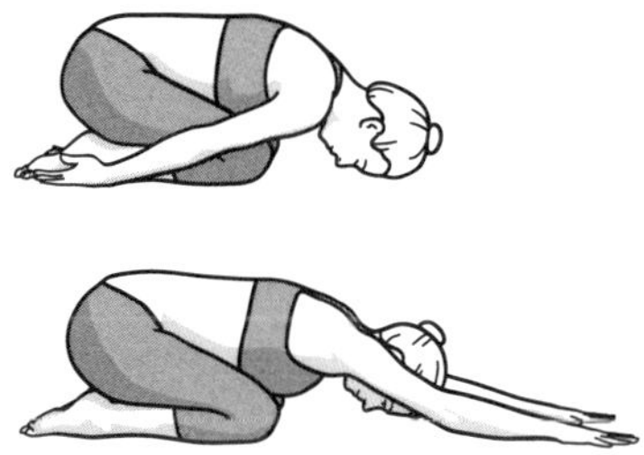

4 Kind

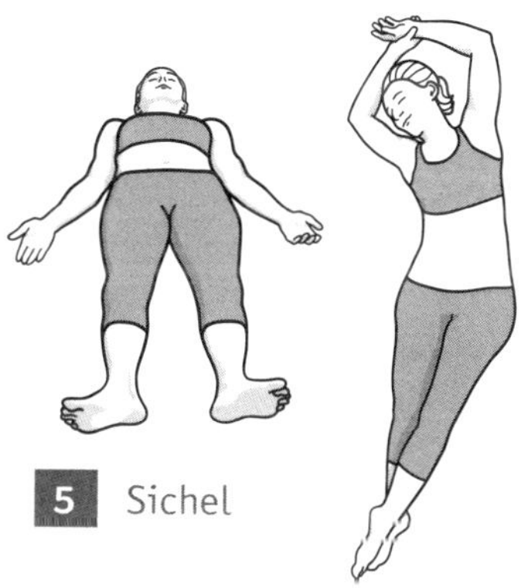

5 Sichel

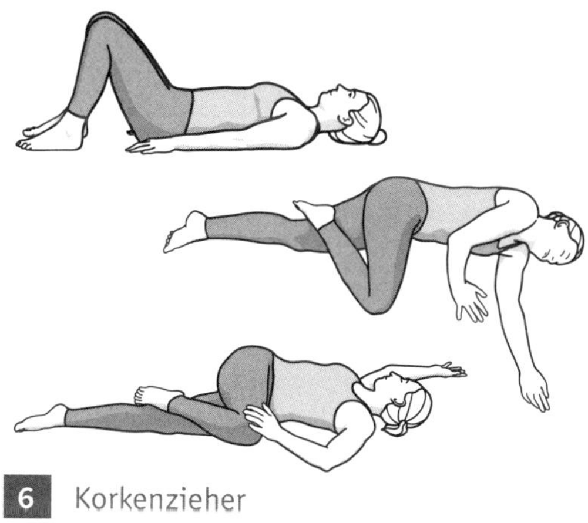

6 Korkenzieher

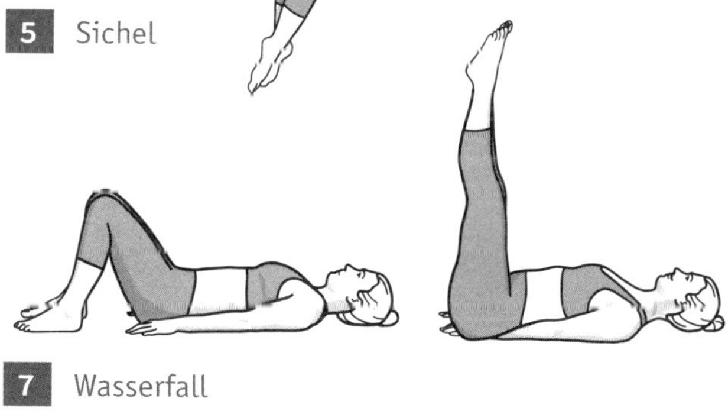

7 Wasserfall

46 Gute-Laune-Programm

Trainingsdauer: 35 Minuten

1 2 3

	Übungen	Dauer in Minuten	Seiten-wechsel	Ausgleichshaltung	Intensität	Seite
1	Banane	3	x	Scheibenwischer	1	129
2	Sphinx	2		Bauchlage	2	127
3	Halber Frosch	3	x	Bauchlage	1	125
4	Easy Twist	2	x	Rückenlage mit aufgestellten Füßen	1	134
5	Halbes Happy Baby	2	x	Scheibenwischer	2	130
6	Korkenzieher	3	x	Scheibenwischer	2	134
7	Schulterbrücke gestützt	3		Päckchen	1	135

Wirkung: Rotationen lösen Verspannungen und schenken ein Gefühl von Flexibilität und Freiheit. Zusammen mit Rückbeugen und Flankendehnungen, die Weite im Brustkorb spürbar machen, vitalisiert diese Sequenz und hebt die Stimmung.

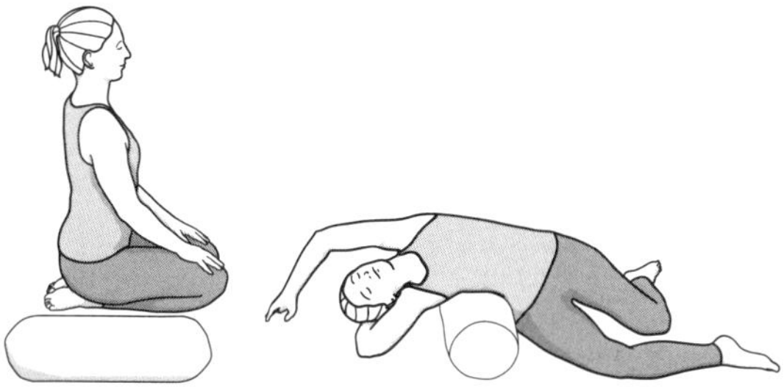

1 Banane

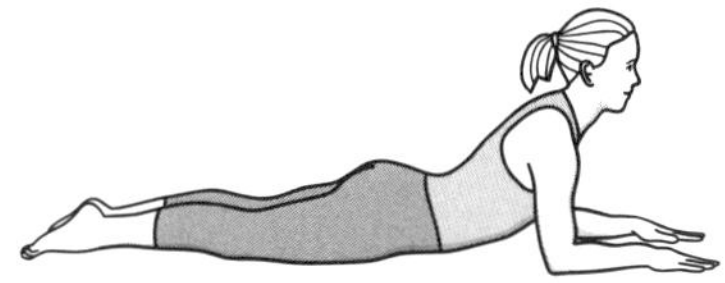

2 Sphinx

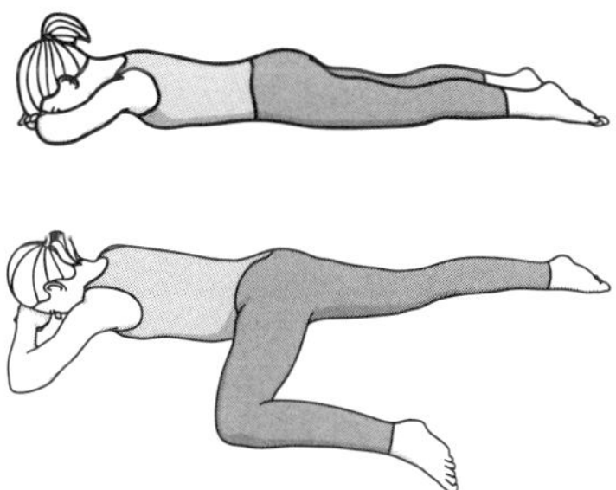

3 Halber Frosch

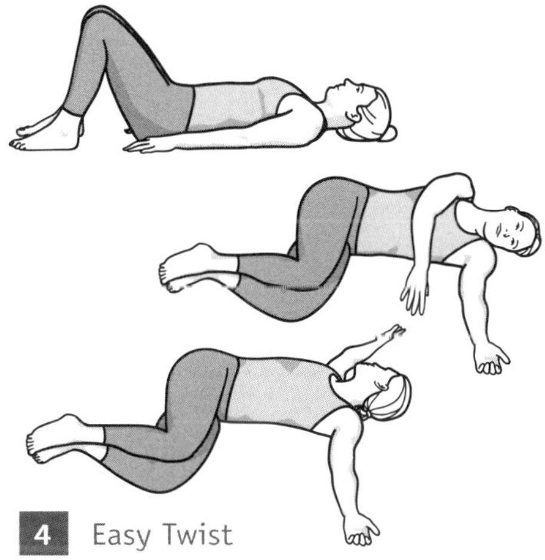

4 Easy Twist

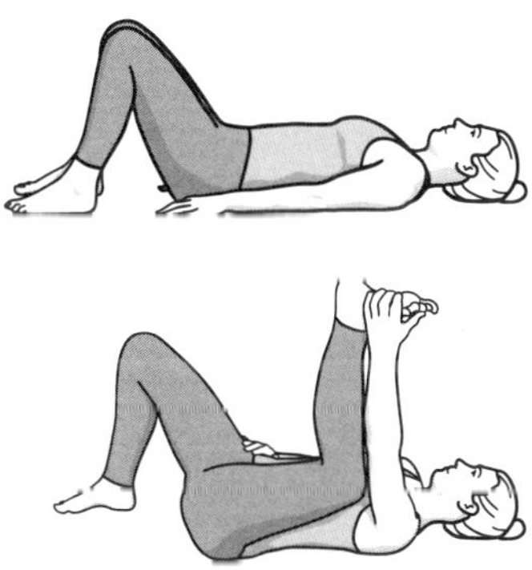

5 Halbes Happy Baby

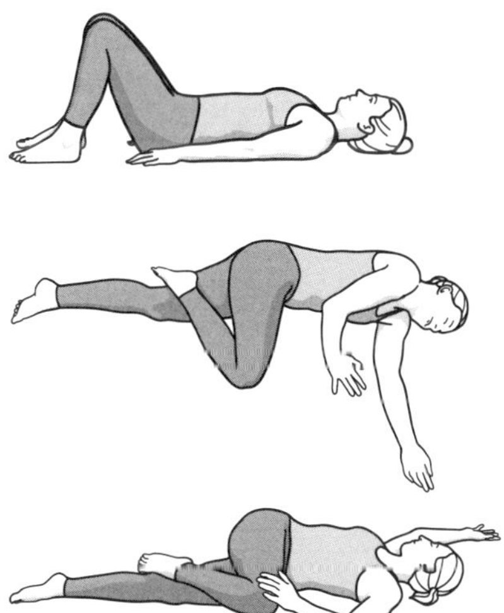

6 Korkenzieher

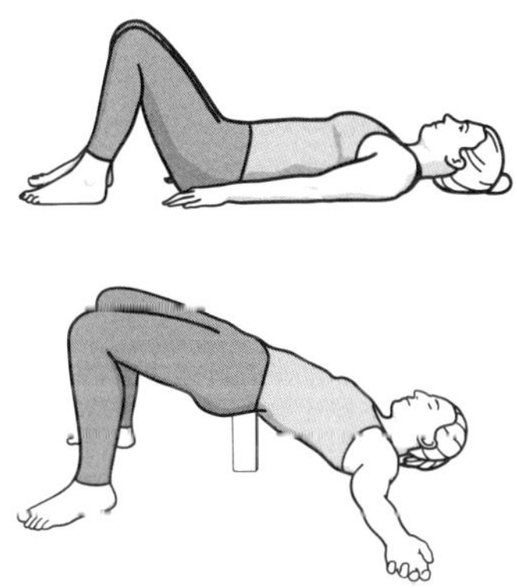

7 Schulterbrücke gestützt

47 Dankbarkeit kultivieren – Einsteiger

Trainingsdauer: 20 Minuten

1 2 3

	Übungen	Dauer in Minuten	Seiten-wechsel	Ausgleichshaltung	Intensität	Seite
1	Dangling Pose	1		Herabschauender Hund	1	124
2	Kind	2		–	1	136
3	Reh	3	x	–	2	128
4	Kutschersitz	2		Scheibenwischer	1	131
5	Halber Schmetterling	2	x	–	2	130
6	Schmetterling	3		Scheibenwischer	2	131

Wirkung: Vorbeugen stehen im Yoga symbolisch für Dankbarkeit und Demut. Sich in Dankbarkeit zu üben, schafft eine innere Haltung von Achtsamkeit und Wertschätzung, was uns letztlich mehr Bewusstheit für die schönen Dinge und Lebensfreude schenkt.

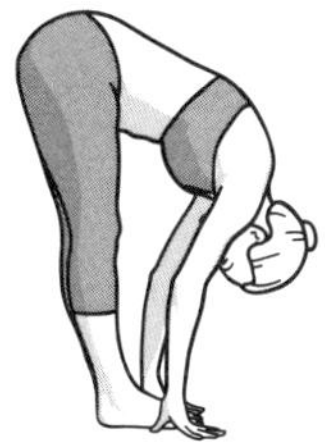

1 Dangling Pose

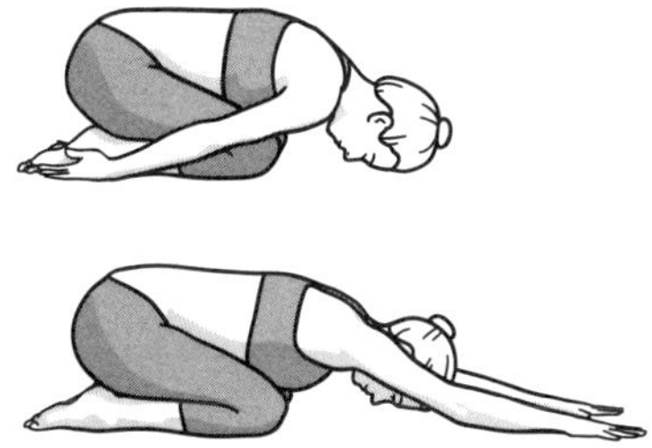

2 Kind

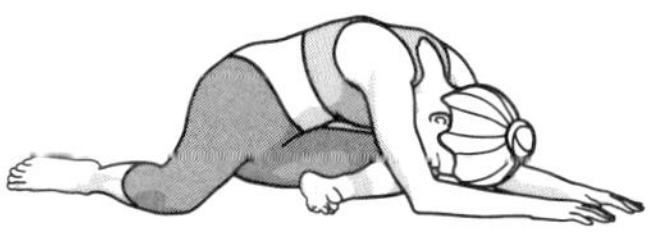

3 Reh

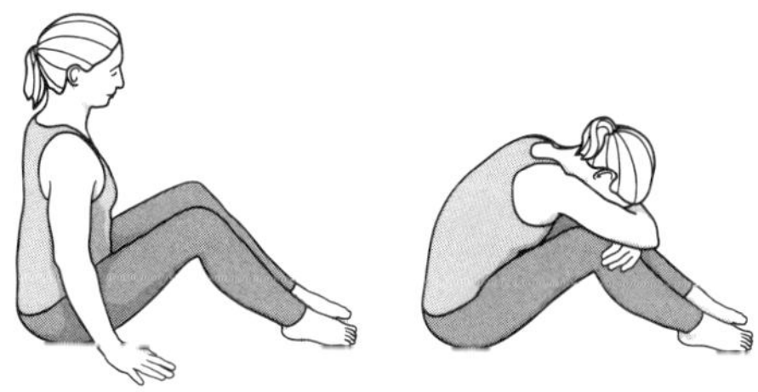

4 Kutschersitz

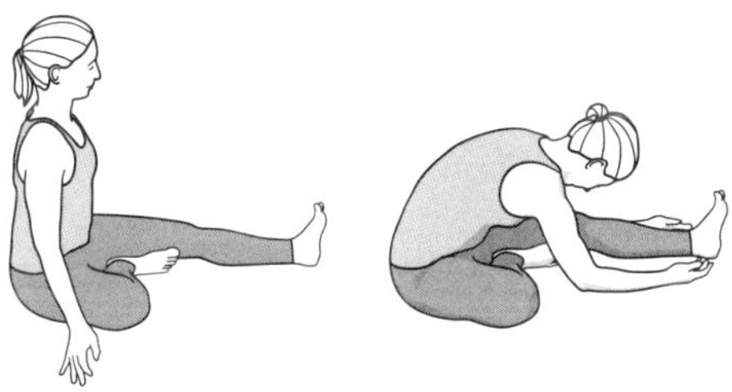

5 Halber Schmetterling

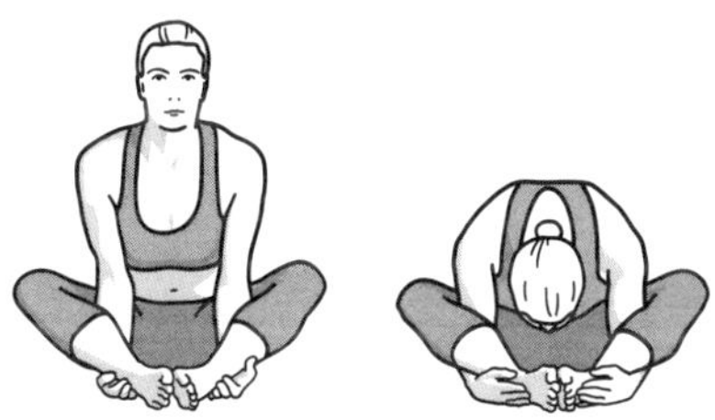

6 Schmetterling

48 Dankbarkeit kultivieren – Geübte

Trainingsdauer: 30 Minuten

1 **2** 3

	Übungen	Dauer in Minuten	Seiten-wechsel	Ausgleichshaltung	Intensität	Seite
1	Kind	3		–	1	136
2	Reh	3	x	–	1	128
3	Schmelzendes Herz	3		Herabschauender Hund	2	126
4	Schlafender Schwan	3,5	x	Herabschauender Hund	3	128
5	Raupe	4		–	3	131
6	Schmetterling	4		Scheibenwischer	3	131

Wirkung: Vorbeugen stehen im Yoga symbolisch für Dankbarkeit und Demut. Sich in Dankbarkeit zu üben, schafft eine innere Haltung von Achtsamkeit und Wertschätzung, Wir werden zudem hilfsbereiter, mitfühlender und toleranter gegenüber uns selbst, unseren Mitmenschen und allen Lebewesen.

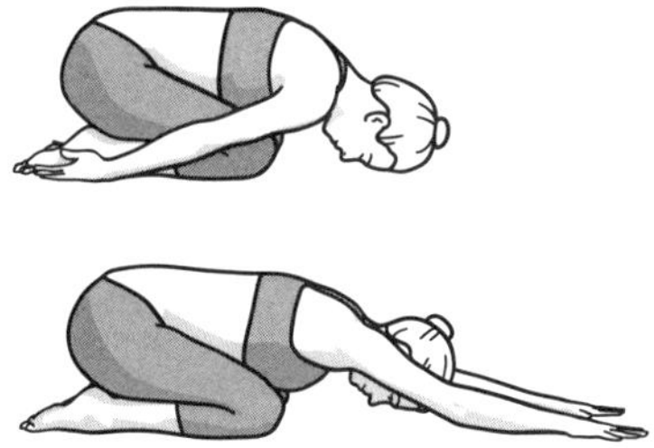

1 Kind

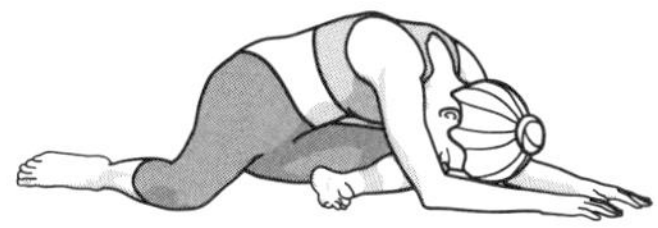

2 Reh

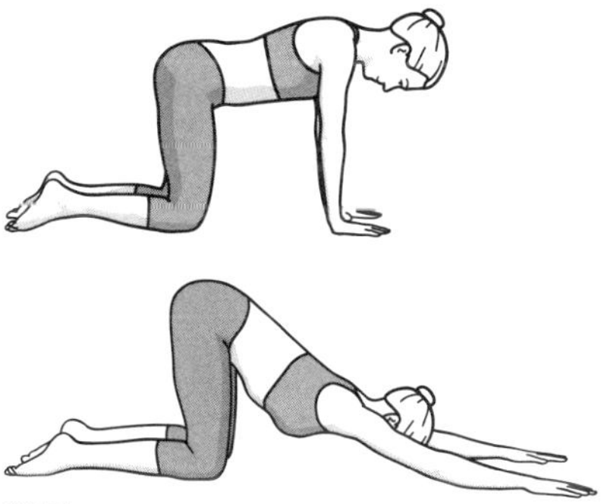

3 Schmelzendes Herz

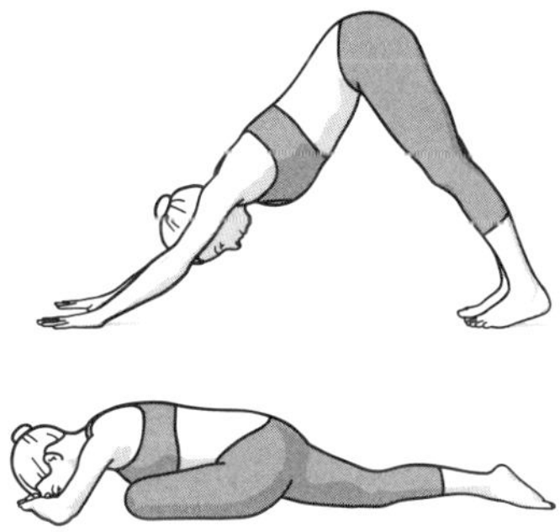

4 Schlafender Schwan

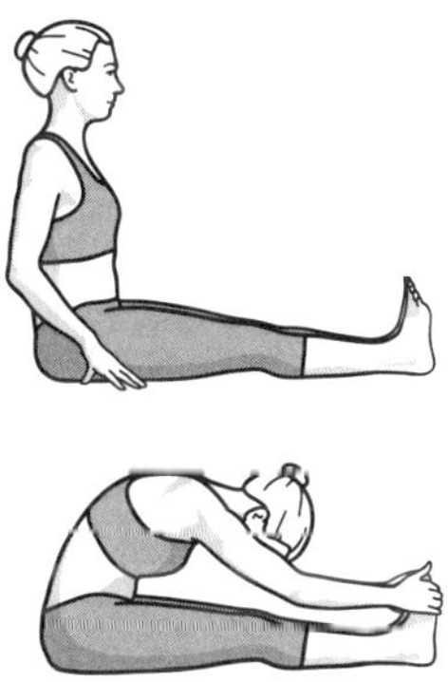

5 Raupe

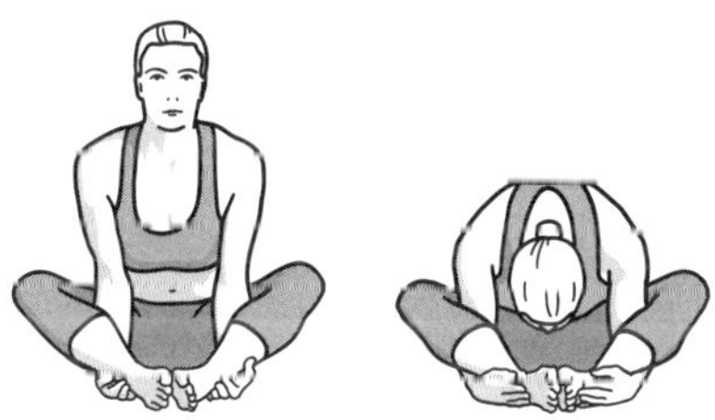

6 Schmetterling

49 Emotional-Detox-Programm

Trainingsdauer: 30 Minuten

1 **2** 3

	Übungen	Dauer in Minuten	Seiten-wechsel	Ausgleichshaltung	Intensität	Seite
1	Hocke	2		Beine ausschütteln	2	129
2	Reh	3	x	–	2	128
3	Schlafender Drache	3	x	Herabschauender Hund	3	125
4	Schmetterling	3		Beine ausschütteln	2	131
5	Schlafende Libelle	4		Beine ausschütteln	3	132
6	Schnürsenkel	4	x	Scheibenwischer	3	128

Wirkung: Die Chakrenlehre des Yoga besagt, dass im zweiten Energiezentrum, dem Sakralchakra, auf Höhe des Beckenraums und Unterbauchs, unser gesamtes Gefühlsleben gespeichert wird. Hüftöffnende Übungen entrümpeln gewissermaßen diese Emotionsablage und lösen insbesondere unangenehme Gefühle oder auch alte emotionale Verletzungen aus unserem System. Die Ausgleichshaltungen unterstützen diesen heilsamen, befreienden Effekt.

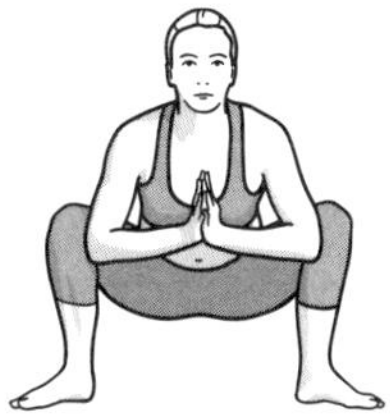

1 Hocke

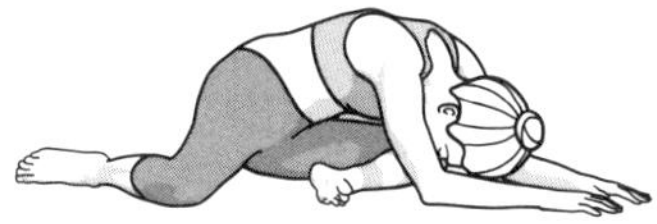

2 Reh

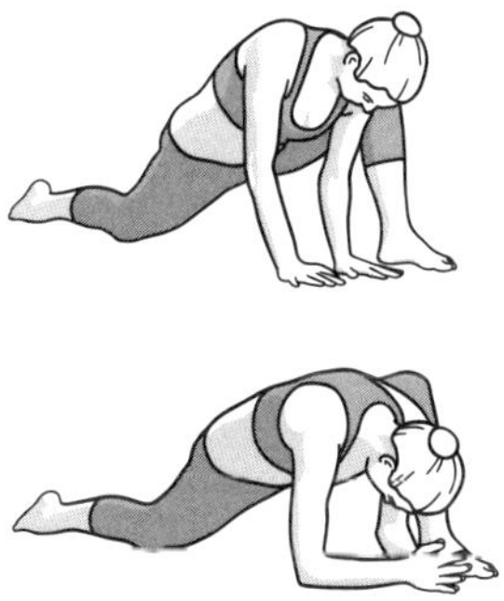

3 Schlafender Drache

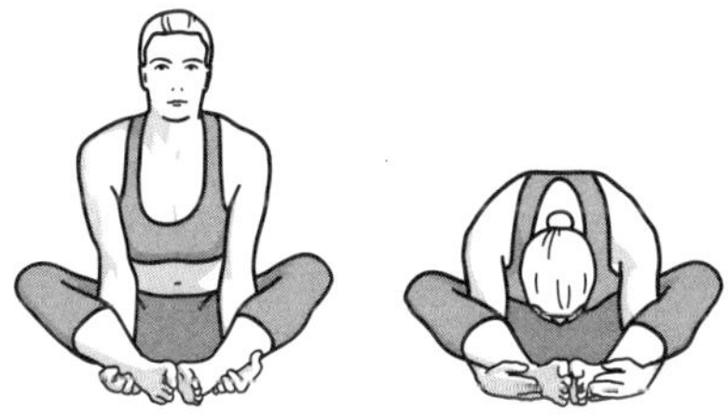

4 Schmetterling

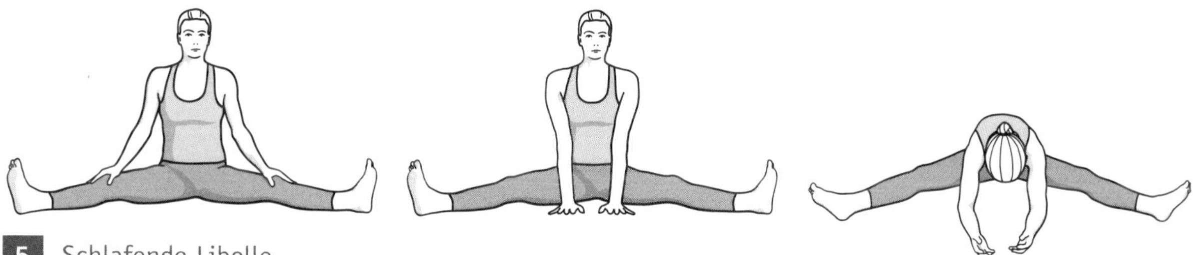

5 Schlafende Libelle

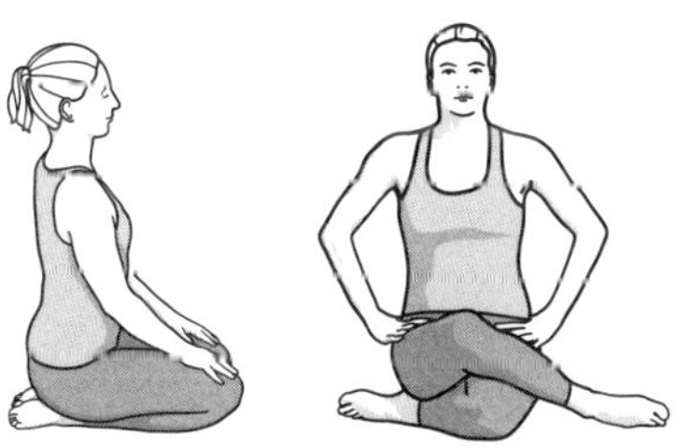

6 Schnürsenkel

50 Yin Yoga für ein weites Herz

Trainingsdauer: 30 Minuten

1 **2** 3

	Übungen	Dauer in Minuten	Seiten-wechsel	Ausgleichshaltung	Intensität	Seite
1	Sichel	3	x	Rückenlage	1	129
2	Easy Twist	2	x	Rückenlage mit aufgestellten Füßen	1	134
3	Kind	3		–	1	136
4	Schmelzendes Herz	3		Bauchlage	2	126
5	Sphinx	2		Bauchlage	1	127
6	Kamel	2		Kind	3	127
7	Fisch gestützt	5		Rückenlage mit aufgestellten Füßen	2	136

Wirkung: Unser Herz ist Organ und Sinnesorgan zugleich. Es ist die Schaltzentrale für unsere Emotionen und erzeugt ein kraftvolles elektromagnetisches Energiefeld. Die ausgewählten Übungen schaffen entspannte Weite im Brustkorb und lenken den Fokus auf den Herzraum, sodass dort Weite und Weichheit sowie Gefühle von Freude und Leichtigkeit entstehen können.

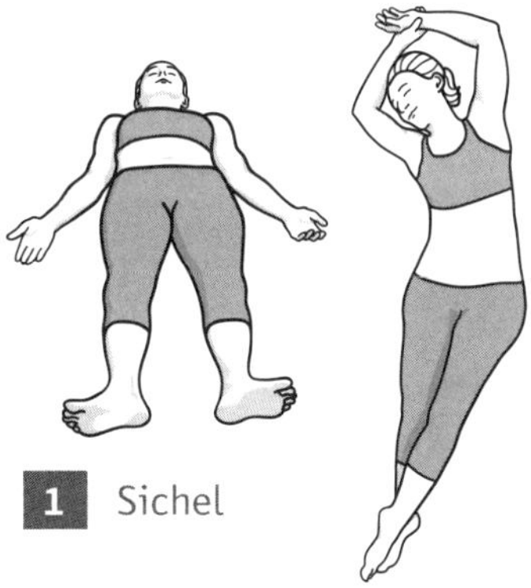

1 Sichel

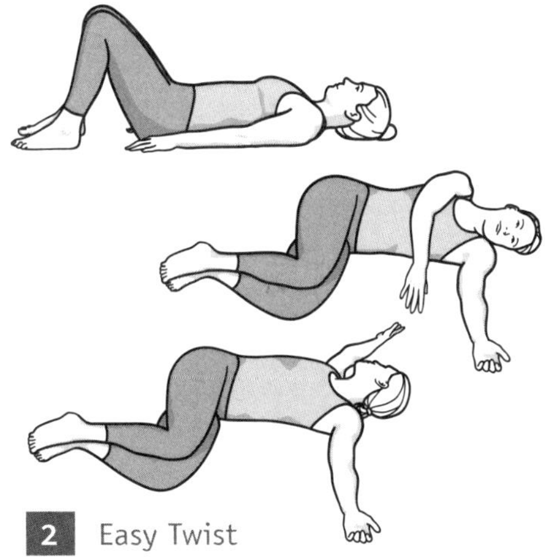

2 Easy Twist

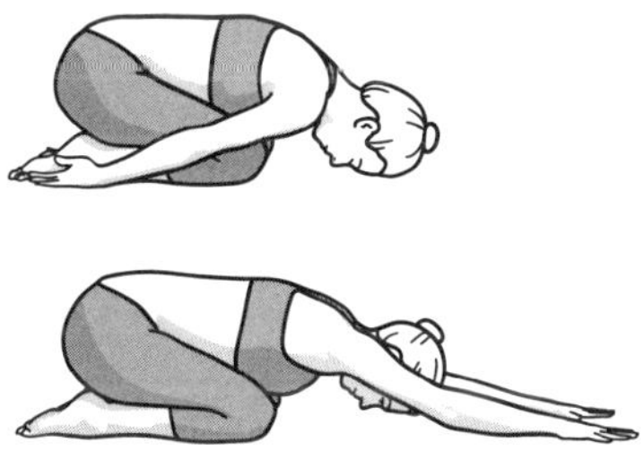

3 Kind

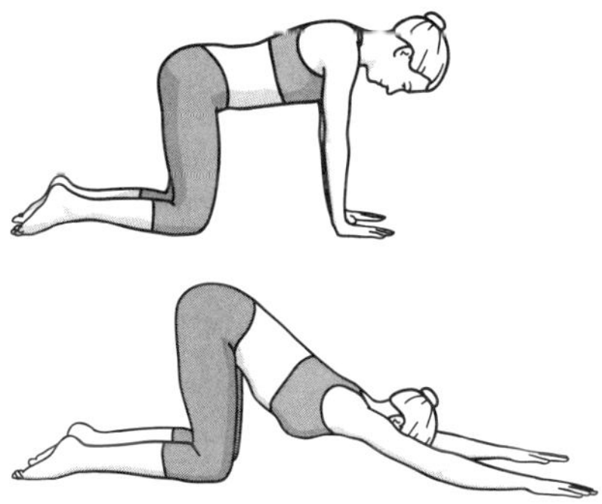

4 Schmelzendes Herz

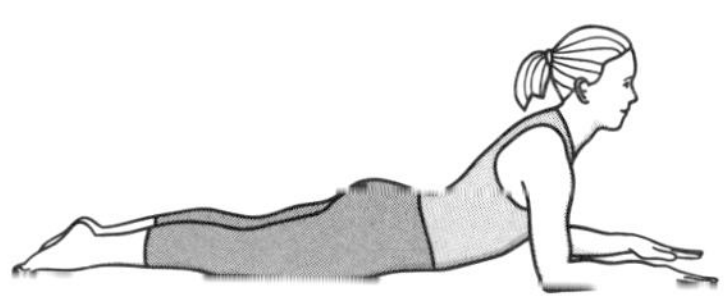

5 Sphinx

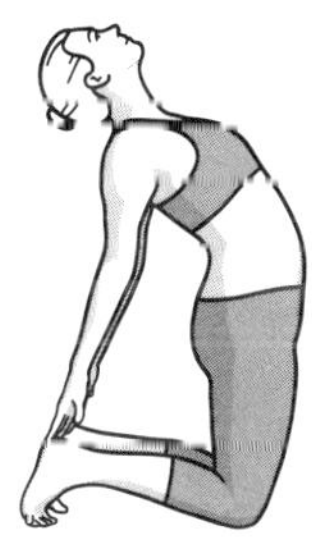

6 Kamel

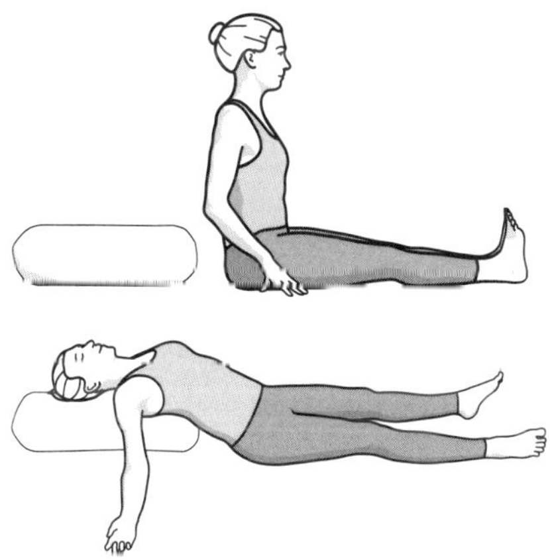

7 Fisch gestützt

Die Übungen

3

Warm-up

1
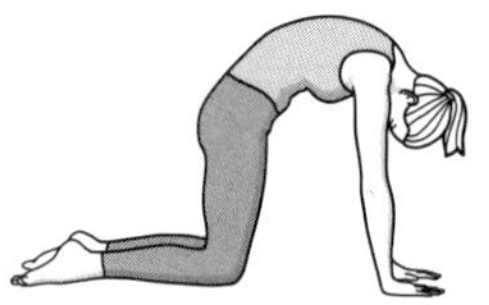
2
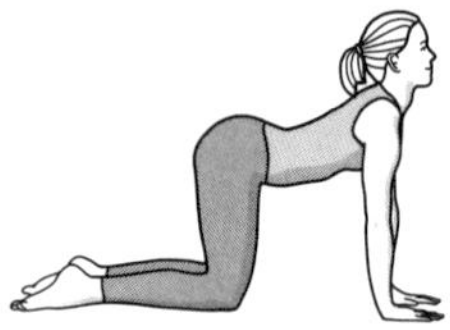

Katze – Kuh

1. In den Vierfüßlerstand kommen. Die Schultern sind über den Handgelenken. Die Oberschenkel sind senkrecht ausgerichtet mit den Hüften über den Knien. Die Wirbelsäule ist gestreckt und der Blick geht zum Boden. Einatmen und dabei für die Katze beginnend beim Becken die Wirbelsäule runden. Die Hände drücken in den Boden. Die Schulterblätter auseinanderschieben. Das Kinn schiebt in Richtung Brustkorb.
2. Ausatmen und dabei für die Kuh das Becken in die entgegengesetzte Richtung kippen. Den Oberkörper bodenwärts in eine sanfte Rückbeuge sinken lassen, dabei bleiben die Schultern stabil. Der Blick ist nach vorn gerichtet. Den Ablauf Katze und Kuh mehrmals im Atemrhythmus wiederholen.

1
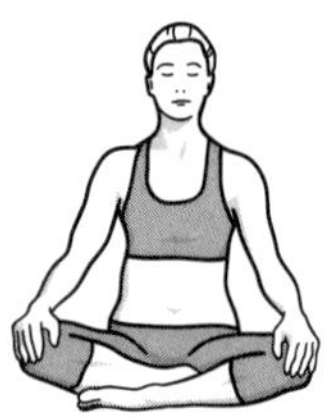
2
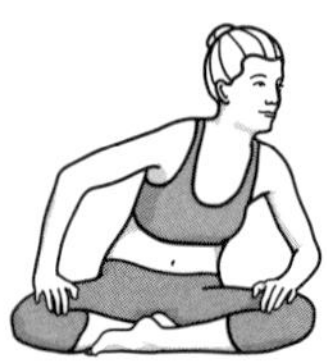
3
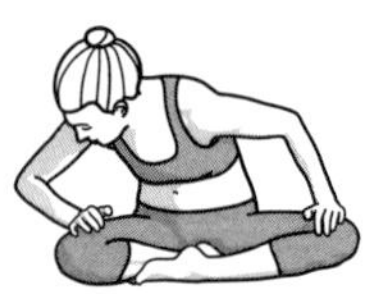

Sufikreise

1. Im Schneidersitz das Becken aufrichten und Länge in die Wirbelsäule bringen. Das Brustbein anheben. Der Scheitel zeigt nach oben. Die Hände auf die Knie legen.
2. Mit dem Oberkörper für mehrere Atemzüge oder sogar mehrere Minuten in eine Richtung kreisen. Mit den Händen an den Knien abstützen. Den Kopf in die Bewegung integrieren. Den Atem fließen lassen.
3. Wieder in den aufrechten Sitz kommen und die Sufikreise in die andere Richtung wiederholen.

Walking Dog

1. Im Vierfüßlerstand die Zehen aufstellen. Die Bauchmuskeln sind aktiviert. Die Knie anheben und das Becken nach hinten und oben schieben in den herabschauenden Hund. Dabei die Wirbelsäule lang strecken. Die Hände schieben kraftvoll in den Boden.
2. Im herabschauenden Hund die Beine abwechselnd beugen und strecken und dabei die Fersen im Wechsel bodenwärts schieben.

1
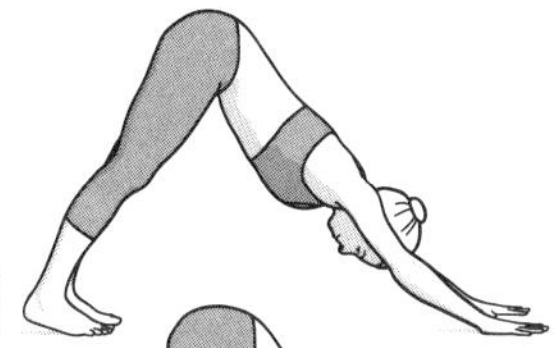

2
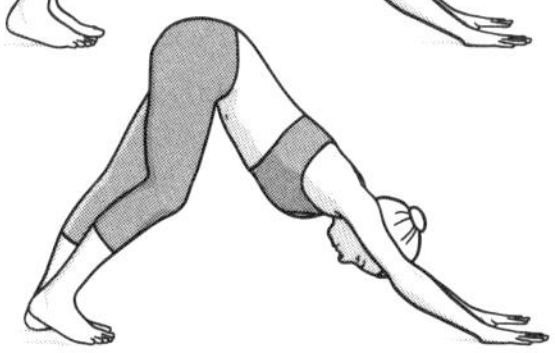

Twist aus dem Vierfüßlerstand

1. In den Vierfüßlerstand kommen. Die Schultern sind über den Handgelenken. Die Oberschenkel sind senkrecht ausgerichtet mit den Hüften über den Knien. Die Wirbelsäule ist gestreckt und der Blick geht zum Boden.
2. Mit dem Einatmen den Oberkörper nach links rotieren und dabei den linken Arm über die Seite zur Zimmerdecke anheben.
3. Mit dem Ausatmen den linken Arm unter dem Brustkorb durchschieben. Die linke Schulter und den linken Arm ablegen. Der Blick geht nach rechts und das linke Ohr oder die Schläfe liegen ebenfalls am Boden. Diesen Ablauf mehrmals wiederholen. Im Anschluss zur anderen Seite wechseln.

1
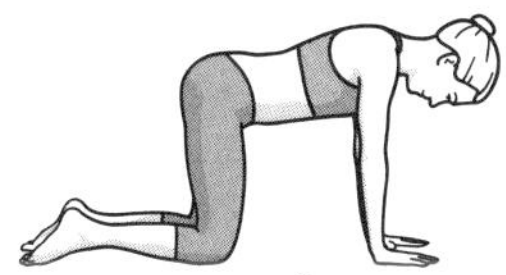

2
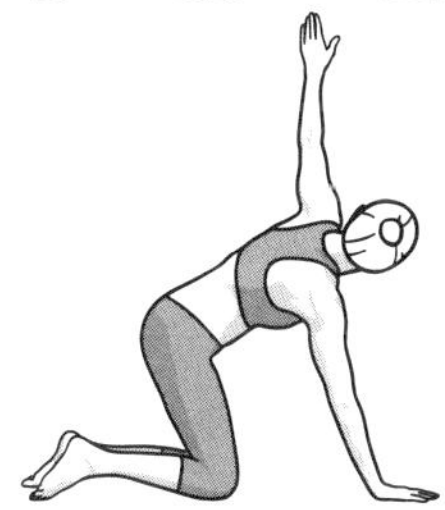

3
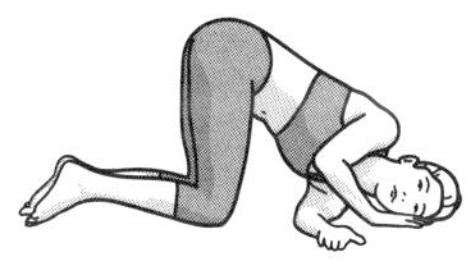

Flankendehnung

1. Im Schneidersitz das Becken aufrichten und die Wirbelsäule strecken. Der Scheitel zeigt nach oben.
2. Die rechte Hand neben dem Becken am Boden aufsetzen. Den linken Arm mit dem Einatmen anheben und die Schulter nach unten schieben. Mit dem Ausatmen den linken Arm über dem Kopf nach rechts beugen. Den Oberkörper ebenfalls nach rechts beugen und die linke Flanke dehnen. Die rechte Hand drückt in den Boden. Den Atem fließen lassen und die Position entweder halten oder sanft mit dem linken Arm zur Seite federn. Mit einem Ausatmen den linken Arm senken und die Schulter entspannen. Die Übung zur anderen Seite wiederholen.

1
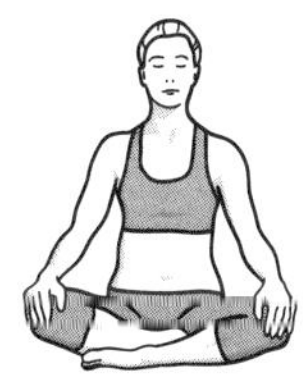

2
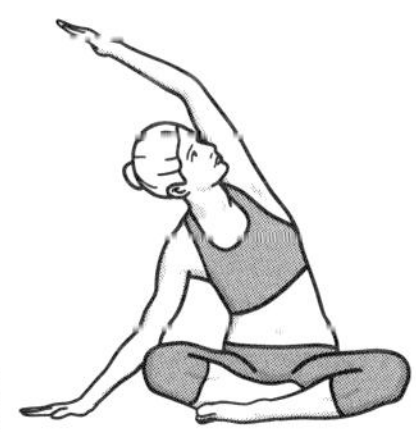

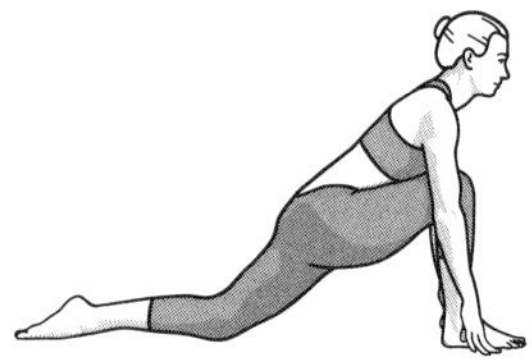
1

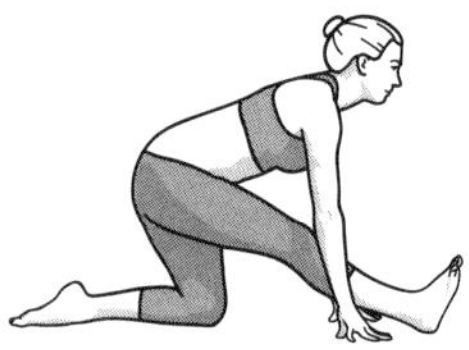
2

Dynamischer Sprinter

1. In den Vierfüßlerstand oder in den herabschauenden Hund kommen. Den rechten Fuß für den Sprinter nach vorn zwischen die Hände aufstellen. Das linke Knie und den linken Fußspann am Boden ablegen. Das rechte Knie ist gebeugt und über dem rechten Sprunggelenk. Mit dem Einatmen das Becken bodenwärts senken und den Rücken strecken. Dazu das Brustbein nach vorn schieben. Der Blick ist nach vorn gerichtet.
2. Mit dem Ausatmen die rechte Ferse in den Boden drücken und den Fuß flexen. Das Becken nach hinten schieben. Das rechte Bein so weit in die Streckung bringen, wie es angenehm ist. Mit dem Einatmen den rechten Fuß wieder aufstellen und in den Sprinter zurückkommen. Den Bewegungsablauf mehrmals im Atemrhythmus fließend wiederholen. Zurück in den Vierfüßlerstand oder in den herabschauenden Hund kommen und die Übung auf der anderen Seite wiederholen.

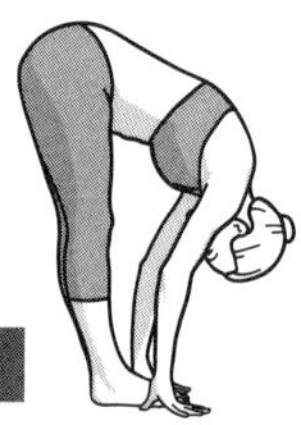
1

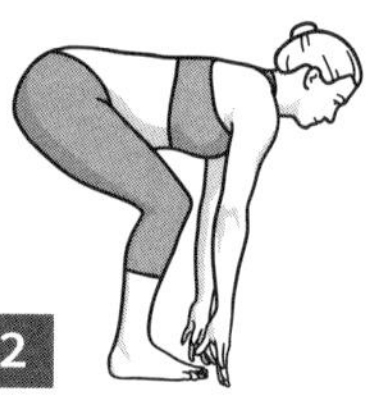
2

»Langer Rücken«-Vorbeuge

1. Die Füße im Stand hüftbreit öffnen und parallel zueinander ausrichten. Den Oberkörper nach vorn beugen. Der Scheitel zeigt zum Boden. Der Oberkörper und der Nacken sind entspannt. Das Steißbein nach oben schieben. Die Arme hängen entspannt nach unten.
2. Mit einem Einatmen den Oberkörper halb aufrichten und den Rücken lang strecken. Das Steißbein schiebt nach hinten, der Scheitel und das Brustbein schieben nach vorn. Die Fingerspitzen am Boden oder die Hände an den Schienbeinen abstützen. Mit dem Ausatmen wieder in die Vorbeuge entspannen. Diesen Ablauf mehrmals im Atemrhythmus wiederholen.

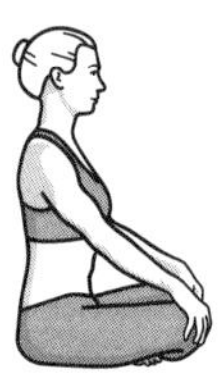
1

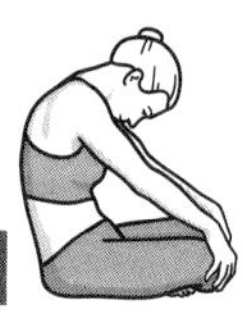
2

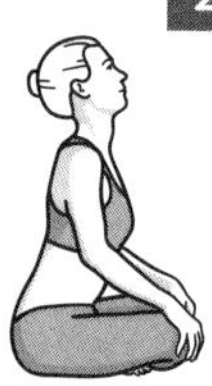
3

Kamelritt

1. In den Schneidersitz kommen. Das Becken und der Oberkörper sind aufgerichtet. Die Hände auf den Knien ablegen.
2. Ausatmen und dabei hinter die Sitzbeinhöcker rollen. Den Bauch nach innen ziehen und das Kinn zur Brust sinken lassen. Der Oberkörper rundet sich. Die Schulterblätter ziehen auseinander.
3. Einatmen und das Becken wieder aufrichten. Das Brustbein und das Kinn anheben. Die Schritte 2 und 3 mehrmals im Atemrhythmus wiederholen.

Hinweis: Alternativ die Übung im Fersensitz ausführen.

Dynamische Kobra

1. In der Bauchlage die Beine strecken, sie liegen parallel zueinander am Boden. Die Hände neben der Brust aufsetzen. Die Arme dicht an den Oberkörper bringen. Die Stirn ablegen, der Hals ist lang.
2. Mit dem Einatmen aus der Kraft der Rückenmuskeln Kopf und Brustbein vom Boden anheben. Die Hände unterstützen die Rückenmuskeln in dieser Rückbeuge. Zusätzlich die Füße mit dem Spann oder die Leisten in den Boden schieben. Mit dem Ausatmen wieder in die Bauchlage entspannen. Diesen Ablauf mehrmals im Atemrhythmus wiederholen.

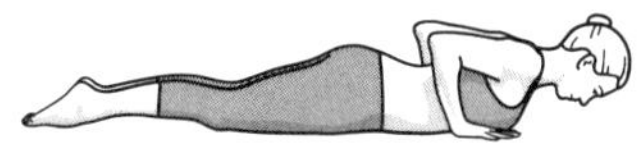

1

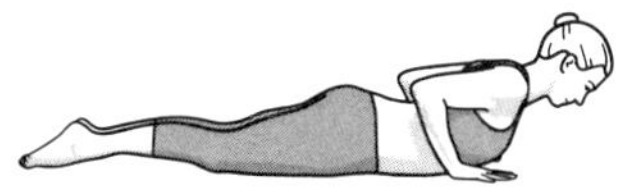

2

Passive Ausgleichshaltungen

Rückenlage

Auf den Rücken legen. Die Beine sind am Boden ausgestreckt. Die Arme liegen neben dem Oberkörper am Boden. Alternativ können die Hände auch auf den Körper gelegt werden. Den ganzen Körper entspannen.

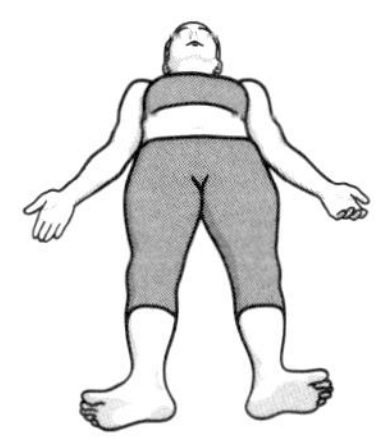

Kind

In den Fersensitz knien. Den Oberkörper nach vorn beugen und die Stirn auf den Boden sinken lassen. Der Fußspann liegt dabei flach auf dem Boden und der Oberkörper sinkt auf die Oberschenkel (a). Optional können die Knie etwas geöffnet werden, um auf diese Weise die Position bequemer zu machen. Die Arme dürfen eng am Körper liegen, die Handflächen sind nach oben gedreht. Alternativ dazu können die Arme entspannt nach vorn ausgestreckt werden (b).

Hinweis: Alternativ kann diese Übung auch aus dem Vierfüßlerstand eingenommen werden. Hierzu das Gesäß zu den Fersen sinken lassen und die Stirn am Boden ablegen.

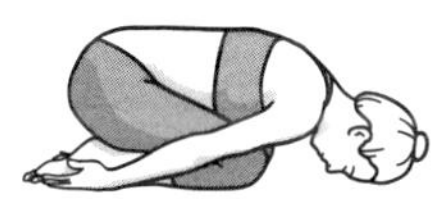

a

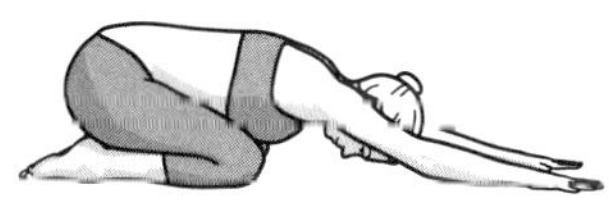

b

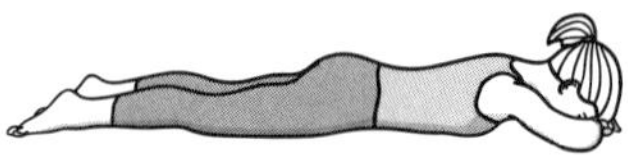

Bauchlage

In der Bauchlage die Beine am Boden ausstrecken. Die flachen Hände aufeinanderlegen und die Stirn auf den Handrücken ablegen.

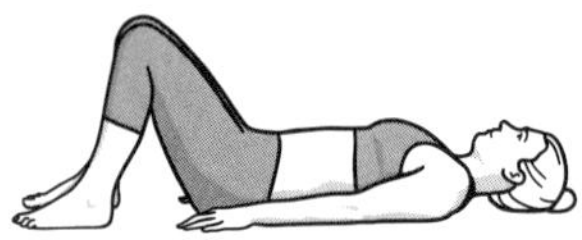

Rückenlage mit aufgestellten Füßen

Auf den Rücken legen und die Füße parallel zueinander aufstellen. Die Knie sinken gegeneinander.

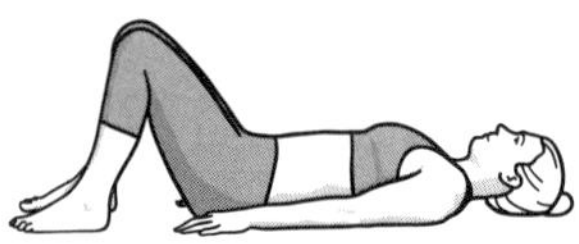

1

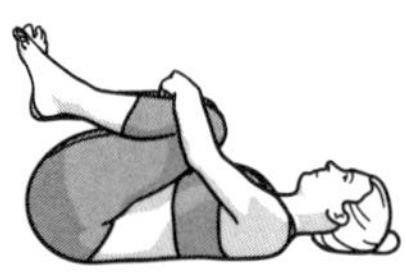

2

Päckchen

1. In der Rückenlage die Füße aufstellen.
2. Die Knie zur Brust ziehen. Mit den Händen die Knie oder die Schienbeine greifen. Der Kopf bleibt entspannt am Boden liegen. Einige Atemzüge in dieser Haltung bleiben. Bei Bedarf sanft von Seite zu Seite schaukeln.

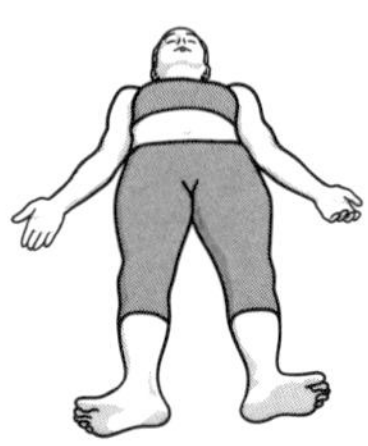

Savasana – Tiefenentspannung

Eine Rückenlage einnehmen. Die Beine etwas gegrätscht am Boden ausstrecken. Die Arme neben dem Oberkörper am Boden ablegen. Die Handflächen zeigen nach oben. Alternativ können die Hände auf dem Oberkörper abgelegt werden. Die Augen schließen. Den Atem fließen lassen und den ganzen Körper entspannen.

Aktive Ausgleichshaltungen

Herabschauender Hund

1. In den Vierfüßlerstand kommen.
2. Die Zehen aufstellen. Der Rücken ist lang gestreckt und die Bauchmuskeln sind aktiviert. Die Knie anheben und das Becken nach hinten und oben schieben. Der Rücken und der Nacken sind lang gestreckt, indem Sie das Steißbein von den Händen wegschieben.

Hinweis: Die Knie gern etwas gebeugt lassen.

1
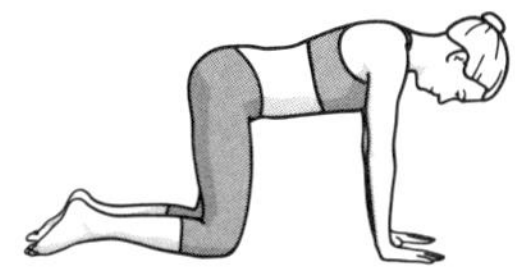

2
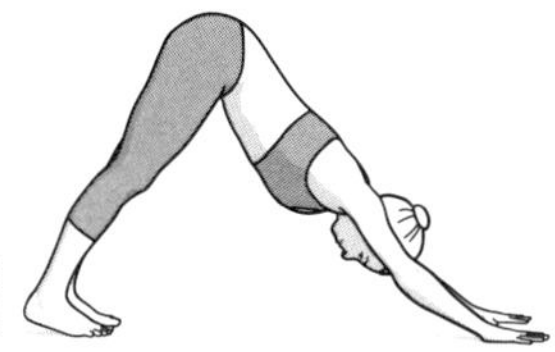

Planke

1. In den Vierfüßlerstand kommen.
2. Ein Bein nach dem anderen nach hinten ausstrecken und die Zehen aufstellen. Die Ellenbogen nach hinten drehen. Auf den Händen und den Zehenballen stützen. Die Beine und den Oberkörper lang strecken. Die Bauch- und Gesäßmuskeln sind aktiv und die Hände schieben kraftvoll in den Boden. Dadurch die Schulterblätter auseinanderschieben. Diese Position für einige Atemzüge halten.

1
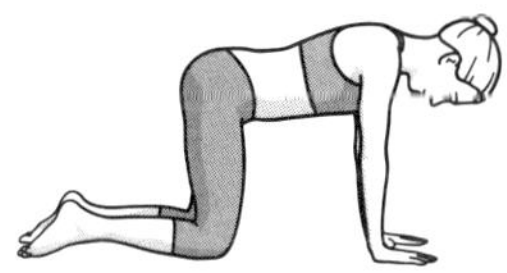

2
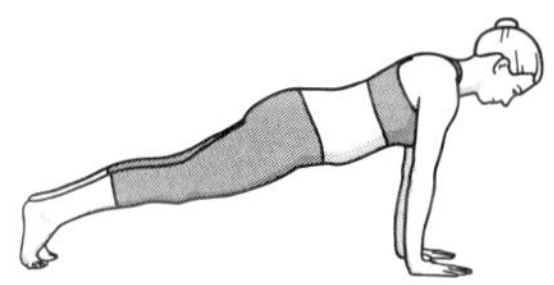

Scheibenwischer

Im Liegen die Füße mattenbreit auf dem Boden aufstellen. Das Brustbein anheben und so die Wirbelsäule strecken. Den Atem fließen lassen und mit den Knien einige Male wie ein Scheibenwischer von Seite zu Seite pendeln.

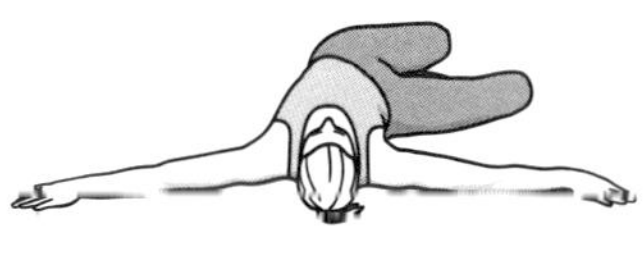

Hinweis: Alternativ kann diese Übung auch auf die Unterarme gestützt oder im Sitzen mit hinter dem Gesäß abgestützten Händen ausgeführt werden. Sogar in der Bauchlage ist die Übung möglich: Dazu die Knie beugen und die Füße nach oben anwinkeln. Dann mit den Füßen in der Luft hin und her pendeln.

Beine ausschütteln

1

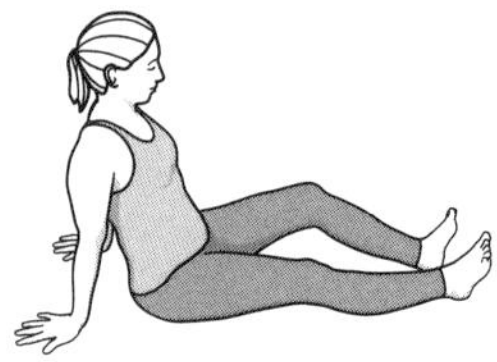

2

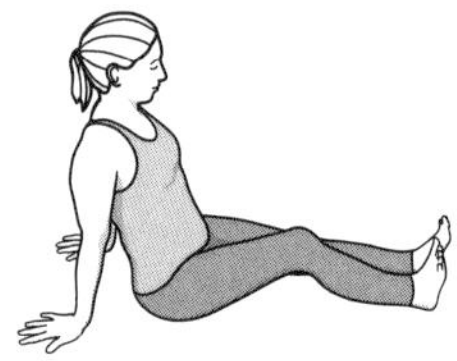

1. Im Sitzen beide Beine am Boden ausstrecken. Mit den Händen hinter dem Gesäß am Boden abstützen. Das Brustbein anheben und so die Wirbelsäule strecken.
2. Die Beine genüsslich ausschütteln und dabei mit den Waden abwechselnd auf den Boden klopfen. Aus den Hüftgelenken im Wechsel von innen nach außen schwingen. Mit den Zehen wackeln und zum Abschluss die Fußgelenke kreisen.

Tisch

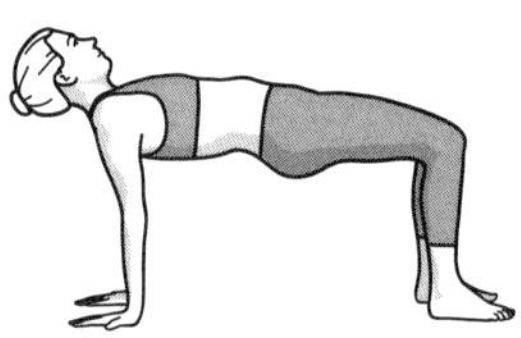

Auf den Boden setzen und die Füße hüftbreit vor dem Becken aufstellen. Mit den Händen hinter dem Gesäß am Boden abstützen. Die Finger zeigen dabei nach hinten. Das Becken anheben. Hände und Füße drücken in den Boden. Oberkörper und Oberschenkel bilden eine Waagrechte. Den Nacken lang halten. Nach einigen Atemzügen das Becken wieder senken und die Hände ausschütteln.

Yin-Yoga-Übungen

Dangling Pose

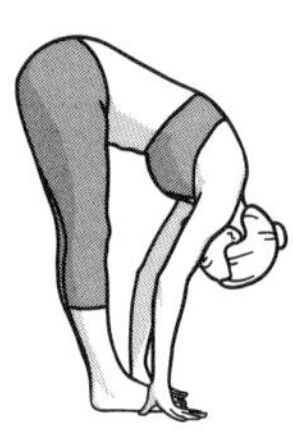

Die Füße sind hüftbreit geöffnet. Die Füße und die Beine stehen parallel zueinander. Die Knie dürfen gebeugt sein. Den Oberkörper nach vorn beugen und bodenwärts sinken lassen. Der Scheitel zeigt zum Boden. Oberkörper und Nacken sind entspannt. Die Arme hängen entspannt nach unten. Alternativ die Ellenbogen greifen. In dieser Position maximal 1,5 Minuten bleiben.

Drache

In einen Ausfallschritt kommen. Der vordere Fuß steht neben den Händen am Boden. Das vordere Knie über dem Sprunggelenk ausrichten. Das hintere Knie und den Fußspann am Boden ablegen. Auf den Händen abstützen und das Becken entspannt bodenwärts sinken lassen. In den Dehnimpuls in den Hüftgelenken hineinentspannen.

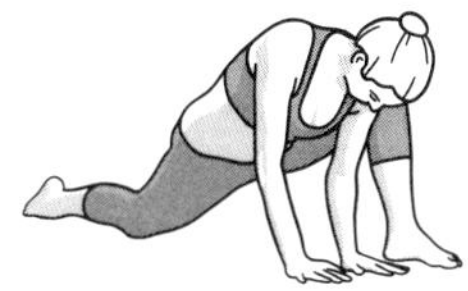

Mögliche Hilfsmittel: Die Hände oder Unterarme auf Blöcken ablegen. Den Kopf auf einem Block ablegen. Mit einem Bolster oder Block von vorn den hinteren Oberschenkel abstützen.

Schlafender Drache

1. In einen Ausfallschritt kommen. Der vordere Fuß steht neben den Händen am Boden. Das vordere Knie über dem Sprunggelenk ausrichten. Das hintere Knie und den Fußspann am Boden ablegen.
2. Auf den Händen abstützen und das Becken entspannt bodenwärts sinken lassen. In den Dehnimpuls in den Hüftgelenken hineinentspannen.
3. Auf die Unterarme sinken. Die Übung auf der anderen Seite wiederholen.

1

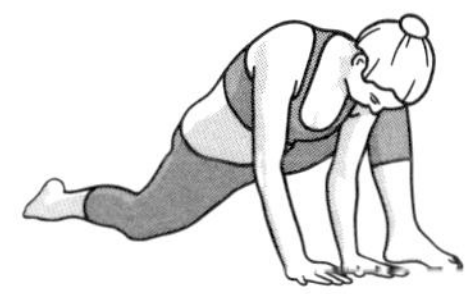

2

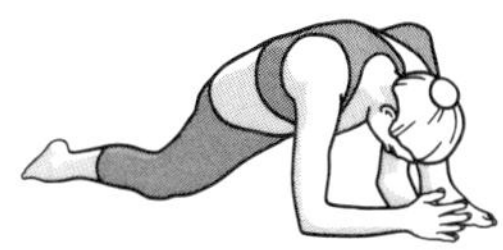

Mögliche Hilfsmittel: Die Hände oder Unterarme auf Blöcken ablegen. Den Kopf auf einem Block ablegen. Mit einem Bolster oder Block von vorne den hinteren Oberschenkel abstützen.

Halber Frosch

1. Auf den Bauch legen.
2. In der Bauchlage das linke Knie zur Seite ziehen Das linke Bein mit gebeugtem Knie neben dem Oberkörper ablegen. Den Kopf auf den Handrücken ablegen. Den ganzen Körper entspannen. Die Übung mit dem rechten Bein wiederholen.

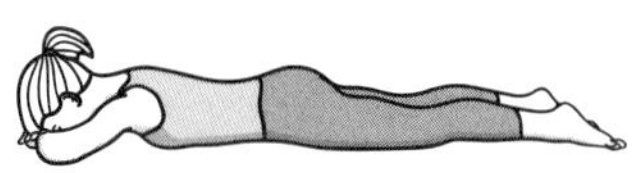

1

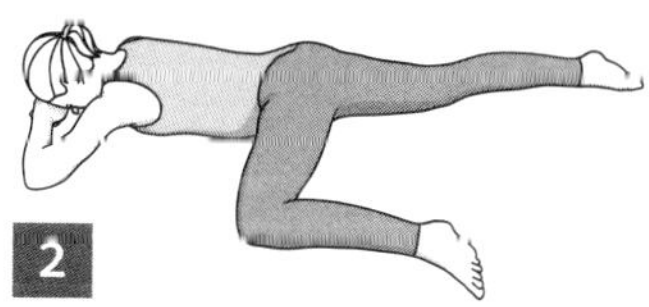

2

Hinweis: Alternativ kann das Bein auch zur Seite ausgestreckt werden

Mögliche Hilfsmittel: Ein Kissen anstelle der Hände unter den Kopf legen Eine gefaltete Decke oder ein Kissen unter das gebeugte Knie legen.

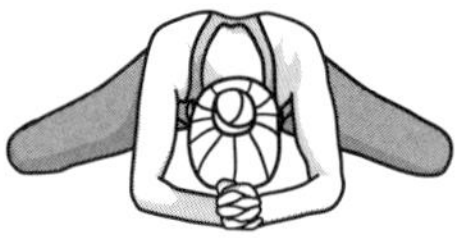

Frosch

Auf die Fersen setzen. Die Knie öffnen. Die großen Zehen aneinanderlegen. Den Oberkörper zwischen den Knien bodenwärts sinken lassen. Mit den Unterarmen entspannt auf dem Boden abstützen. Den ganzen Körper entspannen.

Hinweis: Alternativ die Arme nach vorn strecken und entspannt ablegen.

Mögliche Hilfsmittel: Eine Decke unter Knie und Fußgelenke legen. Den Oberkörper und den Kopf auf einem Bolster ablegen.

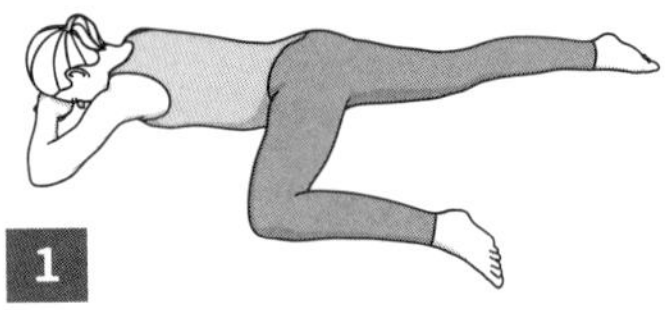

1

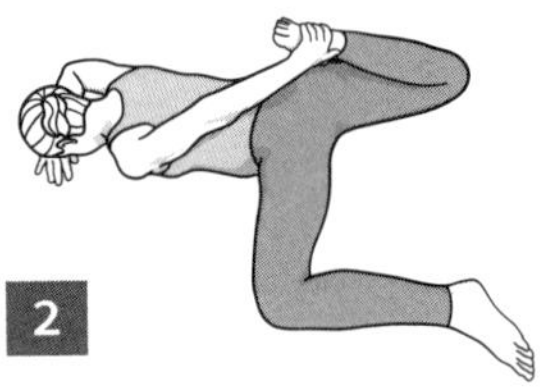

2

Liegende Katze

1. In der Bauchlage das linke Knie zur Seite ziehen und neben dem Oberkörper ablegen. Den Kopf auf den Handrücken ablegen.
2. Das rechte Knie beugen. Der rechte Fuß sinkt Richtung Gesäß. Mit der linken Hand den rechten Fuß greifen. Den ganzen Körper entspannen. Die Übung auf der anderen Seite wiederholen.

Mögliche Hilfsmittel: Eine Decke unter das seitlich abgelegte Knie legen.

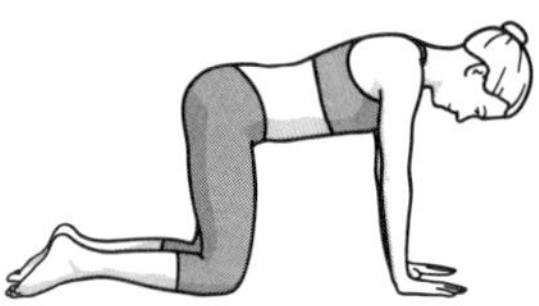

1

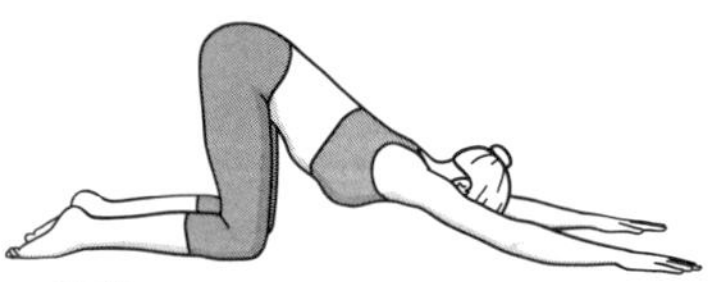

2

Schmelzendes Herz

1. In den Vierfüßlerstand kommen.
2. Die Knie etwas weiter öffnen und die großen Zehen aneinanderlegen. Die Hüften sind über den Knien. Die Sitzbeinhöcker nach hinten und oben schieben. Mit den Händen nach vorn laufen und den Oberkörper entspannt bodenwärts sinken lassen. Stirn, Hände und Unterarme am Boden ablegen.

Hinweis: Alternativ die Ellenbogen mit den Händen greifen und die Stirn auf den Unterarmen abstützen.

Mögliche Hilfsmittel: Eine Decke unter die Knie legen. Ein Bolster oder einen Block unter die Brust legen. Die Unterarme auf einem Bolster oder Block ablegen.

Sphinx

Auf den Bauch legen. Kopf und Brustkorb anheben. Mit den Unterarmen am Boden abstützen. Die Ellenbogen sind unter den Schultern und die Unterarme parallel. Die Unterarme sanft in den Boden drücken, um die Schultern zu stabilisieren. Den Oberkörper entspannen.

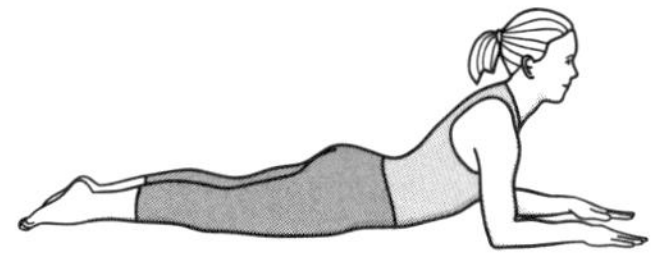

Mögliche Hilfsmittel: Den Kopf auf einem Block ablegen. Ein Kissen oder einen Block unter die Brust legen.

Kamel

Im Kniestand die Zehen aufstellen. Die Oberschenkel sind senkrecht ausgerichtet. Die Beine sind parallel. Mit den Händen das Becken stabilisieren. Aus dem oberen Rücken, also der Brustwirbelsäule, nach hinten lehnen. Das Kinn Richtung Brust senken und so den Nacken lang halten. Entspannt in die Oberkörpervorderseite hineinlehnen. Mit den Händen auf den Fersen abstützen.

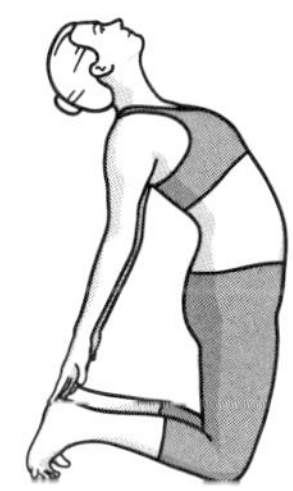

Mögliche Hilfsmittel: Ein Bolster quer auf die Fersen legen und mit den Händen auf dem Bolster abstützen.

Zehensitz

Im Fersensitz die Zehen aufstellen. Die Füße sind parallel. Die Arme hängen entspannt seitlich am Oberkörper nach unten. Nur so lange im Fersensitz bleiben, wie es entspannt möglich ist.

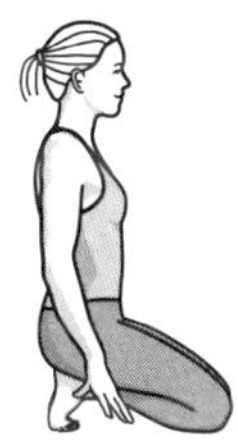

Hinweis: Alternativ die Hände vor den Knien am Boden abstützen.

Mögliche Hilfsmittel: Ein Bolster oder Blöcke unter die Knie legen.

Halber Schnürsenkel

1. Aufrecht auf den Boden setzen und die Beine am Boden ausstrecken.
2. Das rechte Bein am Boden gestreckt lassen. Das linke Bein mit gebeugtem Knie über das rechte Bein legen. Die Knie liegen übereinander. Die Hüftgelenke entspannen. Der Oberkörper bleibt aufgerichtet. Die Übung zur anderen Seite wiederholen.

1
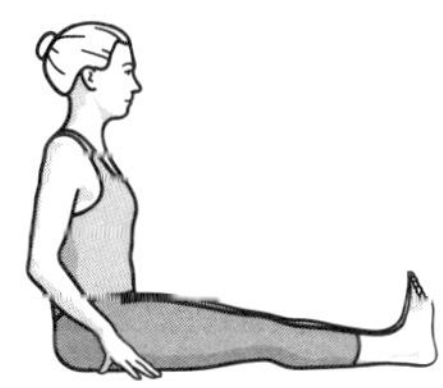

2
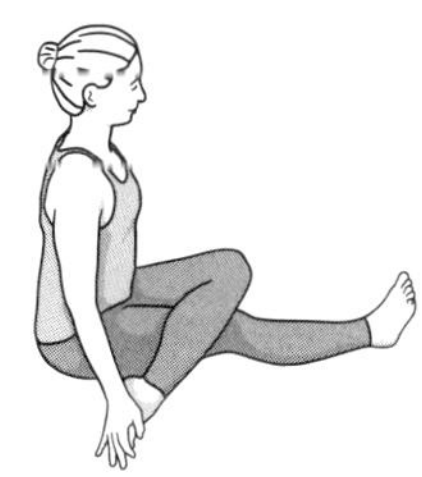

Hinweis: Alternativ den Oberkörper über die Knie nach vorn beugen und entspannen.

Mögliche Hilfsmittel: Auf ein Kissen, eine gefaltete Decke oder einen Block setzen. Unter das untere Knie eine Decke oder einen Block legen.

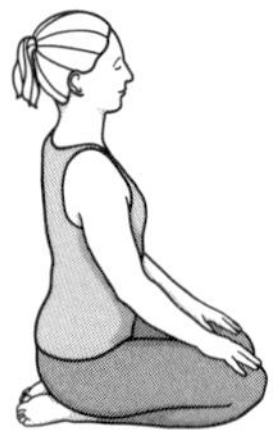

1

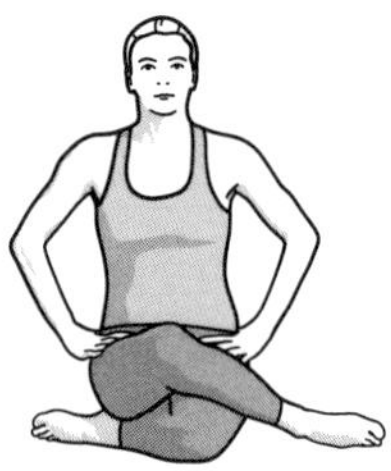

2

Schnürsenkel

1. In den Fersensitz kommen.
2. Rechts neben die Fersen setzen. Das linke Bein mit gebeugtem Knie über das rechte Bein legen. Beide Knie liegen übereinander. In den Hüftgelenken entspannen. Der Oberkörper ist aufgerichtet. Die Hände auf den Oberschenkeln oder Fußsohlen ablegen. Die Hüftgelenke und Beine entspannen. Die Übung zur anderen Seite wiederholen.

Hinweis: Alternativ den Oberkörper über die Knie nach vorn beugen und entspannen.

Mögliche Hilfsmittel: Auf ein Kissen, eine gefaltete Decke oder einen Block setzen.

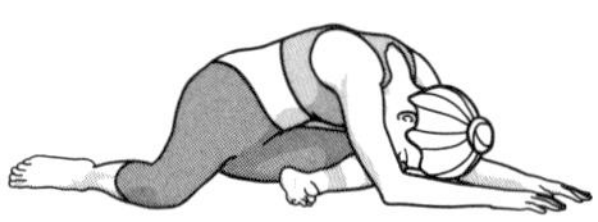

Reh

Aus dem Fersensitz links neben die Fersen setzen. Die Beine nebeneinander ablegen. Beide Knie sind 90 Grad gebeugt. Den Oberkörper über den linken Oberschenkel nach vorn beugen und entspannen. In den Dehnimpuls in der linken Hüftaußenseite hinein entspannen. Den Oberkörper wieder aufrichten und die Übung zur anderen Seite wiederholen.

Mögliche Hilfsmittel: Den Kopf auf einem Block ablegen.

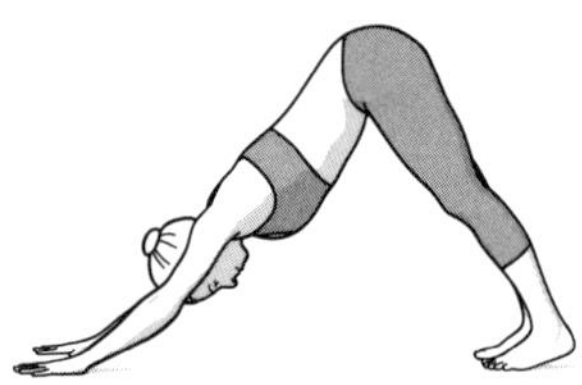

1

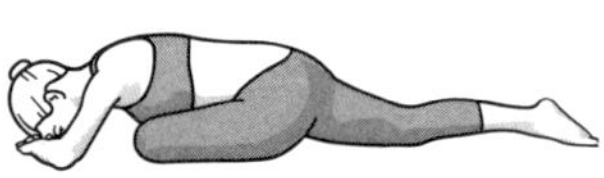

2

Schlafender Schwan

1. In die Planke oder in den herabschauenden Hund kommen.
2. Das linke Knie hinter dem linken Handgelenk ablegen und den linken Unterschenkel nach rechts klappen und ablegen. Das rechte Bein in Verlängerung des Oberkörpers gestreckt am Boden ablegen. Den Oberkörper über das linke Bein nach vorn beugen. Auf den Unterarmen abstützen oder Oberkörper und Kopf auf Unterschenkel und Boden ablegen. In den Dehnimpuls in der linken Hüftaußenseite hinein entspannen. Die Übung mit dem rechten Bein wiederholen.

Hinweis: Wenn die Übung für das vordere Knie unangenehm ist, alternativ das Reh üben.

Mögliche Hilfsmittel: Blöcke oder eine Decke unter das Becken legen. Den Kopf auf einem Block oder Kissen ablegen.

Banane

1. In den Fersensitz kommen.
2. Rechts neben die Fersen setzen und daneben ein Bolster platzieren. Den Oberkörper mit der rechten Seite über das Bolster ablegen. Die rechte Hand unter den Kopf legen. Den linken Arm in Verlängerung des Oberkörpers am Kopf vorbei zur Seite strecken. Den Oberarm auf dem Kopf ablegen. Die linke Hand am Boden ablegen. Den ganzen Körper entspannen. Die Beine liegen nebeneinander mit gebeugten Knien am Boden. In die Dehnung der linken Flanke hineinatmen und entspannen. Die Übung auf der anderen Seite wiederholen.

Hinweis: Alternativ die Beine strecken oder gebeugt übereinanderlegen.

Mögliche Hilfsmittel: Ein Kissen oder eine gefaltete Decke unter den Kopf legen. Anstelle des Bolsters eine gerollte Decke oder ein Kissen verwenden.

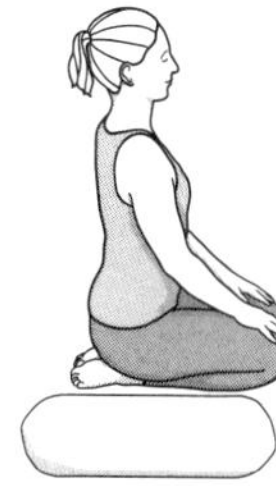
1

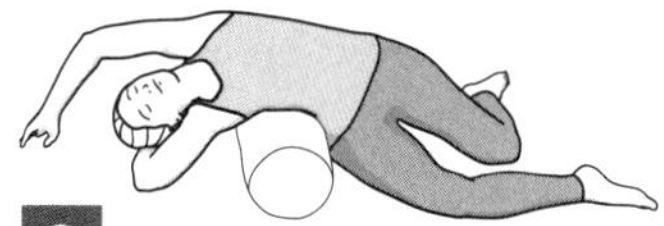
2

Sichel

1. Auf den Rücken legen und die Beine leicht gegrätscht am Boden ablegen.
2. Die Arme schulterbreit in V-Form hinter dem Kopf ablegen. Der Körper liegt in Form eines Andreaskreuzes oder als x auf dem Boden. Das linke Bein gestreckt an das rechte Bein legen oder das linke Bein gestreckt über dem rechten Bein kreuzen. Beide Gesäßhälften bleiben geerdet. Den Oberkörper etwas nach rechts beugen. Mit der rechten Hand das linke Handgelenk greifen und den linken Arm sanft lang ziehen. Beide Schulterblätter bleiben geerdet. In die Dehnung der linken Körperseite hinein entspannen. Die Übung auf der anderen Seite wiederholen.

Mögliche Hilfsmittel: Eine gefaltete Decke unter den Kopf legen. Ein Bolster quer auf das Becken legen und es auf diese Weise beschweren.

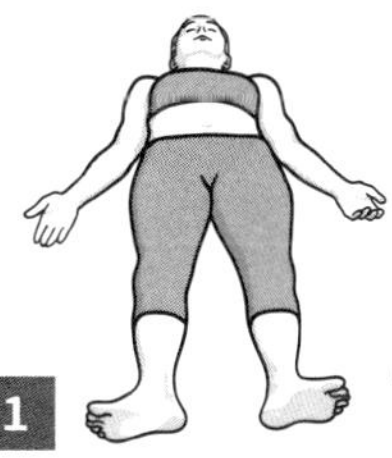
1

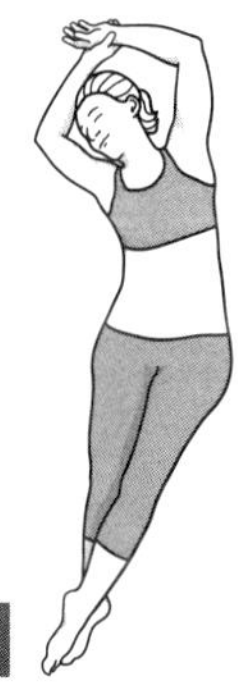
2

Hocke

In eine Hocke kommen. Die Füße sind etwas weiter als beckenbreit geöffnet und etwas nach außen gedreht. Die Fußsohlen sind geerdet. Das Becken sinkt zwischen den Beinen bodenwärts. Die Handflächen aneinanderlegen (Anjali Mudra) und mit den Daumenkanten das Brustbein berühren. Die Unterarme bilden eine Linie. Mit den Ellenbogen die Oberschenkel sanft nach außen schieben. Das Brustbein anheben und den Rücken lang strecken. In der Dehnung der Beininnenseiten entspannen.

Mögliche Hilfsmittel: Auf einen Block oder ein Bolster setzen, um die Knie zu entlasten.

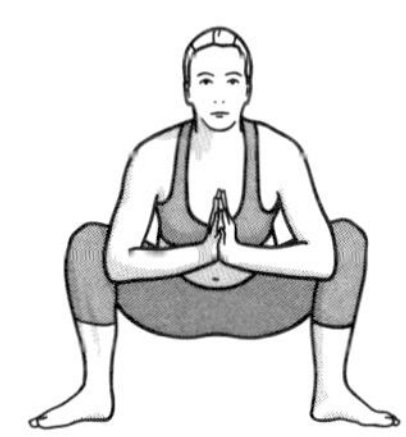

Halbes Happy Baby

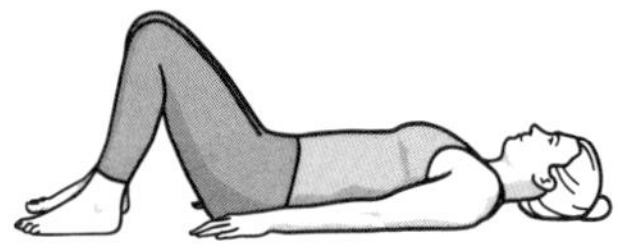
1
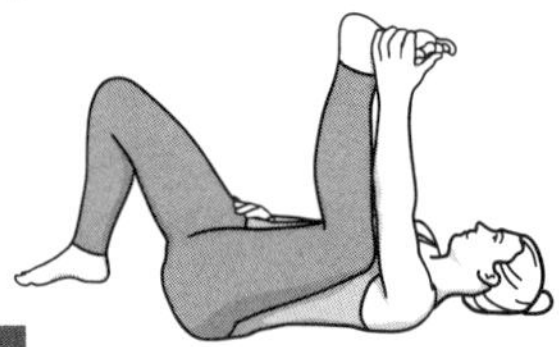
2

1. Auf den Rücken legen und die Füße aufstellen.
2. Das linke Knie zur Brust ziehen und nach links zu den seitlichen Rippenbögen schieben. Den linken Fuß nach oben anheben. Mit der linken Hand die linke Fußsohle von außen oder von innen greifen und in der linken Hüfte entspannen. Die Übung auf der anderen Seite wiederholen.

Hinweise

- Alternativ mit der Hand in die linke Kniekehle greifen.
- Der linke Fuß bleibt auf dem Boden aufgestellt. Das linke Knie darf nach links außen kippen und der linke Fuß auf die Außenkante.

Mögliche Hilfsmittel: Ein Kissen oder ein Bolster quer unter das Becken legen.

Happy Baby

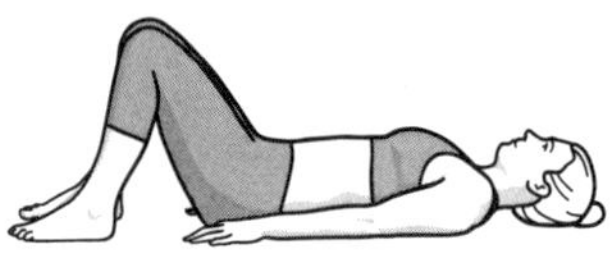
1
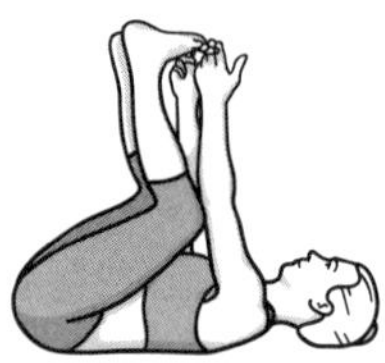
2

1. In der Rückenlage die Füße aufstellen.
2. Beide Knie zur Brust ziehen und die Beine mit gebeugten Knien grätschen. Beide Knie sinken jeweils zu den seitlichen Rippenbögen. Die Füße anheben. Beide Fußsohlen zeigen nach oben. Mit Daumen, Zeige- und Mittelfinger um die großen Zehen greifen.

Hinweis: Alternativ mit den Händen in die Kniekehlen fassen oder die Fußsohlen von außen oder innen greifen.

Mögliche Hilfsmittel: Ein Kissen oder Bolster quer unter das Becken legen.

Halber Schmetterling

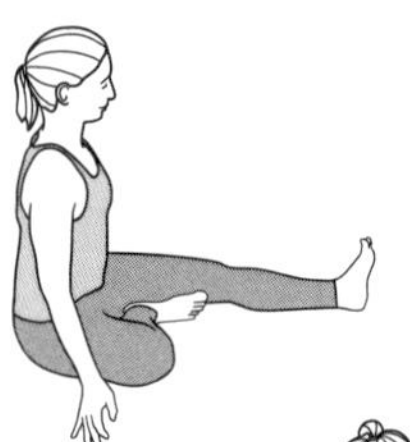
1
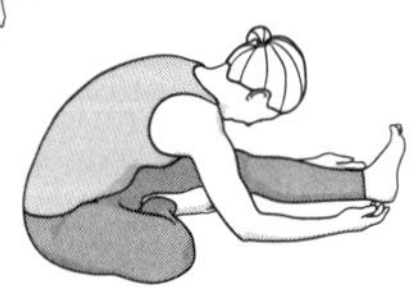
2

1. Im aufrechten Sitz die Beine am Boden nach vorn ausstrecken. Das rechte Knie beugen und die rechte Fußsohle an der Innenseite des linken Oberschenkels ablegen. Mit dem Einatmen das Becken aufrichten und die Wirbelsäule lang strecken. Das Brustbein anheben.
2. Mit dem Ausatmen aus den Hüftgelenken mit langer Wirbelsäule über das gestreckte linke Bein nach vorn beugen. Dann den Oberkörper entspannt bodenwärts sinken lassen. Die Arme nach vorn nehmen und ebenfalls entspannen. Die Übung zur anderen Seite wiederholen.

Mögliche Hilfsmittel: Einen Block unter das gebeugte Knie legen. Auf ein Kissen oder eine gefaltete Decke setzen. Eine gerollte Decke oder einen Block unter das Knie des gestreckten Beins legen. Den Kopf mit einem Bolster oder Block abstützen.

Schmetterling

1. Im aufrechten Sitz beide Knie beugen und die Fußsohlen aneinanderlegen. Beide Knie nach außen und bodenwärts sinken lassen. Die Hände unter die Waden schieben oder alternativ die Arme locker darüber nach vorn ablegen. Die Beine bilden die Form einer Raute. Mit dem Einatmen das Becken aufrichten und die Wirbelsäule lang strecken. Das Brustbein anheben.
2. Ausatmen und dabei aus den Hüftgelenken mit langer Wirbelsäule nach vorn beugen. Den Oberkörper entspannt bodenwärts sinken lassen. Die Arme ebenfalls entspannen.

Mögliche Hilfsmittel: Blöcke unter die Knie legen. Den Kopf mit einem Bolster oder Block abstützen. Den Oberkörper auf einem Bolster ablegen. Auf ein Kissen oder eine gefaltete Decke setzen.

1
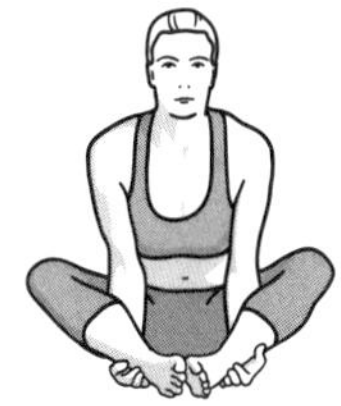

2
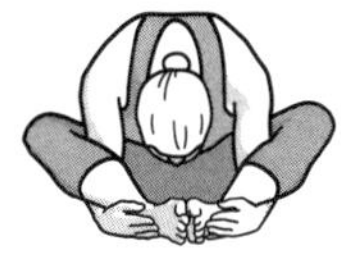

Raupe

1. Im aufrechten Sitz beide Beine nach vorn am Boden ausstrecken. Die Beine sind parallel. Mit dem Einatmen das Becken aufrichten und die Wirbelsäule lang strecken. Das Brustbein anheben.
2. Mit dem Ausatmen aus den Hüftgelenken nach vorn lehnen. Den Oberkörper über die Beine sinken lassen. Die Arme mit nach vorn nehmen. Die Hände liegen entweder links und rechts neben den Beinen oder entspannt die Füße greifen. Den ganzen Körper entspannen.

Mögliche Hilfsmittel: Auf ein Kissen oder eine gefaltete Decke setzen. Ein Bolster quer unter die Knie legen. Ein Bolster oder einen Block auf die Beine legen und den Kopf abstützen.

1
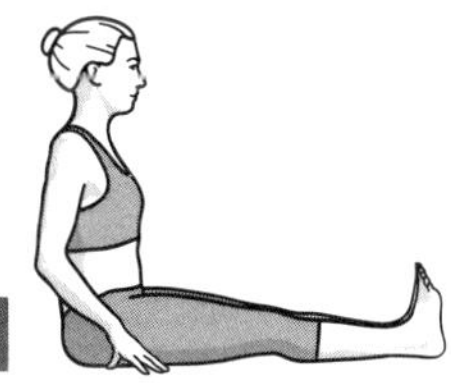

2
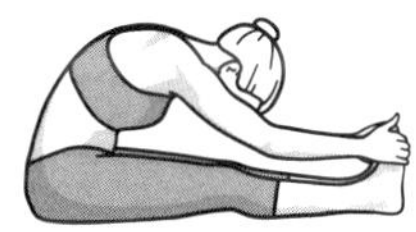

Kutschersitz

1. Im aufrechten Sitz beide Füße mit bequemem Abstand vor dem Becken auf dem Boden aufstellen. Die Beine sind parallel. Mit dem Einatmen das Becken aufrichten und die Wirbelsäule lang strecken. Das Brustbein anheben.
2. Mit dem Ausatmen aus den Hüftgelenken nach vorn lehnen. Die Ellenbogen auf die Knie legen und mit den Händen überkreuz die Ellenbogen greifen. Die Stirn auf die Unterarme sinken lassen. Oberkörper und Nacken entspannen.

Mögliche Hilfsmittel: Auf ein Kissen oder eine gefaltete Decke setzen. Ein Bolster quer unter die Knie legen.

1
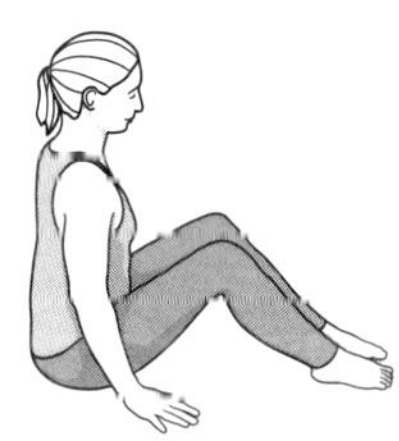

2
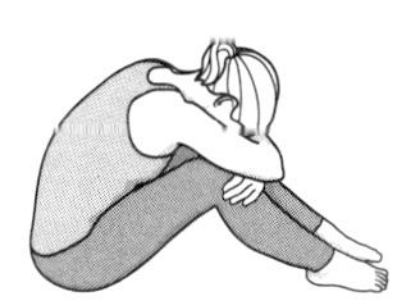

Schlafende Libelle

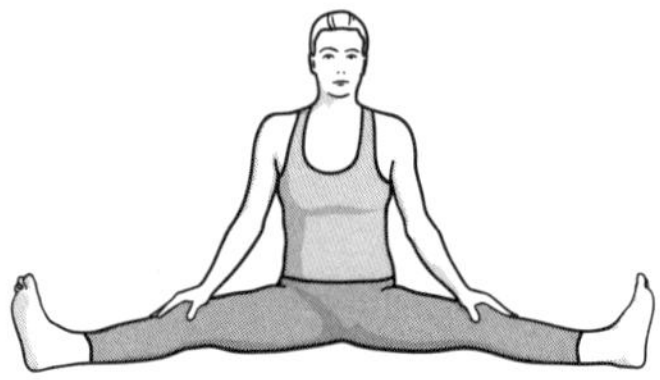

1

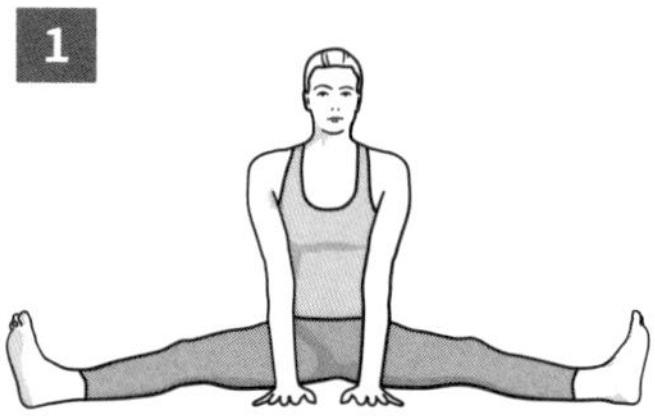

2

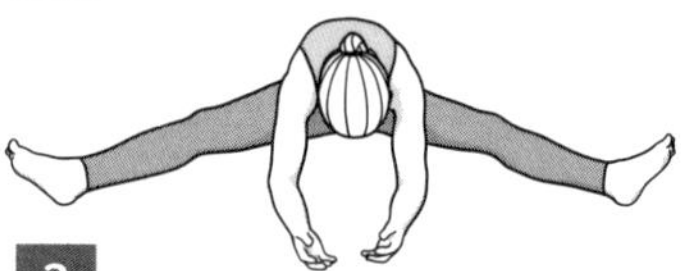

3

1. Im aufrechten Sitz die Beine am Boden grätschen. Mit dem Einatmen das Becken aufrichten und die Wirbelsäule lang strecken. Das Brustbein anheben.
2. Mit dem Ausatmen aus den Hüftgelenken nach vorn lehnen. Mit den Händen am Boden abstützen. Hier verweilen oder weiter mit Schritt 3.
3. Den Oberkörper bodenwärts sinken lassen. Die Arme mit nach vorn nehmen und am Boden ablegen oder auf den Unterarmen abstützen. Den ganzen Körper entspannen.

Mögliche Hilfsmittel: Auf ein Kissen oder eine gefaltete Decke setzen. Mit einem Bolster oder Block den Kopf abstützen. Blöcke unter die Knie legen.

Libelle – Flankendehnung

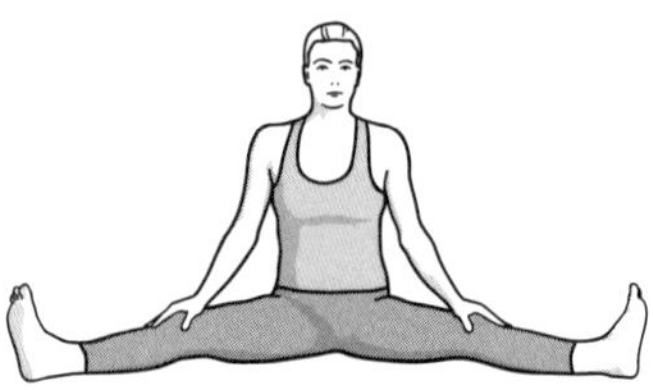

1

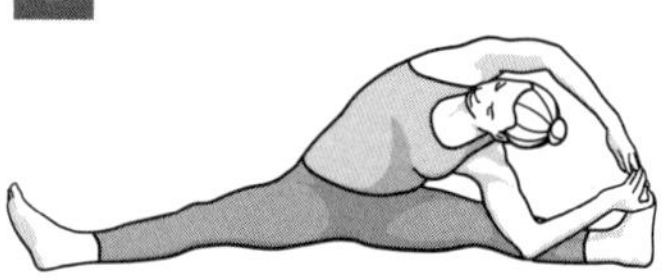

2

1. Im aufrechten Sitz die Beine am Boden grätschen. Mit dem Einatmen das Becken aufrichten und die Wirbelsäule lang strecken. Das Brustbein anheben.
2. Mit dem Ausatmen den Oberkörper etwas nach rechts rotieren. Den Oberkörper seitlich über das linke Bein beugen. Den linken Arm an der Innenseite des linken Beins ablegen. Den rechten Arm über den Kopf nach links zur Seite strecken und entspannen. Die Beine und den Oberkörper entspannen. Die Übung zur anderen Seite wiederholen.

Hinweis: Alternativ nur den Ellenbogen ablegen und mit der linken Hand den Kopf abstützen.

Mögliche Hilfsmittel: Auf ein Kissen oder eine gefaltete Decke setzen. Ein Bolster quer auf den linken Oberschenkel legen und den Oberkörper darauf ablegen.

Einseitige Libelle

1. Im aufrechten Sitz die Beine am Boden grätschen. Mit dem Einatmen das Becken aufrichten und die Wirbelsäule lang strecken. Das Brustbein anheben.
2. Mit dem Ausatmen den Oberkörper zum linken Bein rotieren. Aus den Hüftgelenken über das linke Bein lehnen und den Oberkörper bodenwärts sinken lassen. Die Arme mit nach vorn nehmen. Die Hände links und rechts neben dem linken Bein am Boden ablegen. Den ganzen Körper entspannen. Die Übung zur anderen Seite wiederholen.

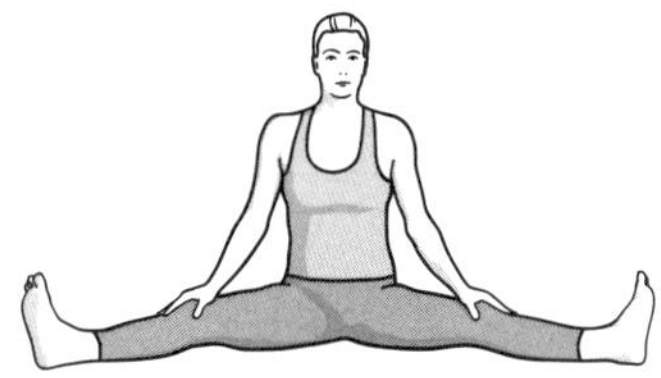

1

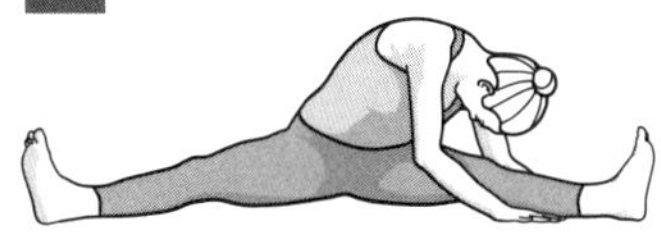

2

Mögliche Hilfsmittel: Auf ein Kissen oder eine gefaltete Decke setzen. Mit einem Bolster oder Block den Kopf abstützen. Blöcke unter die Knie legen. Ein Bolster quer auf den Oberschenkel legen und den Oberkörper darauf ablegen.

Open Wings

1. Auf den Bauch legen.
2. Den linken Arm waagerecht zur Seite strecken und mit der Handfläche am Boden ablegen. Den Arm entspannen. Die rechte Hand rechts neben der Brust am Boden aufstellen. Mit der rechten Hand in den Boden drücken und den Oberkörper auf die linke Seite drehen. Die Knie beugen und die Beine aufeinanderlegen. Beide Knie zeigen nach rechts.

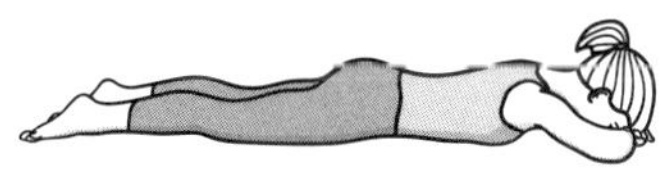

1

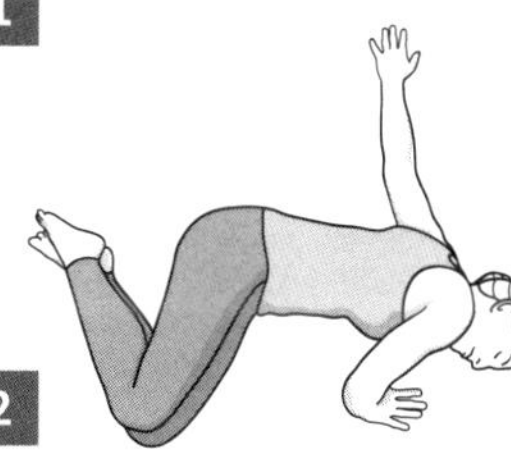

2

Mögliche Hilfsmittel: Ein Kissen oder eine gefaltete Decke unter den Kopf legen. Einen Block oder ein Kissen zwischen die Knie legen.

Variante: Als intensivere Variante den Fuß des oberen Beins hinter dem unteren Bein am Boden aufstellen

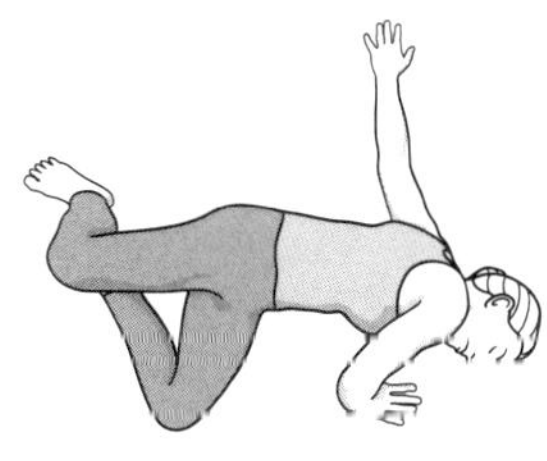

Korkenzieher

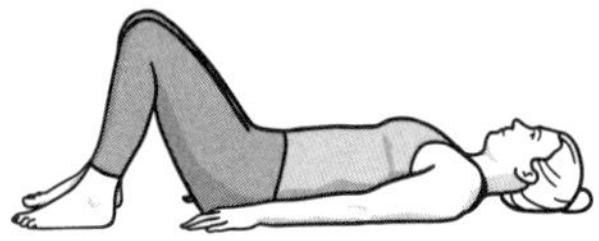

1

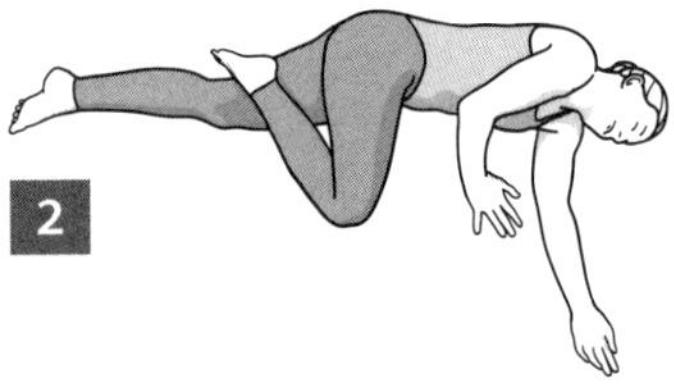

2

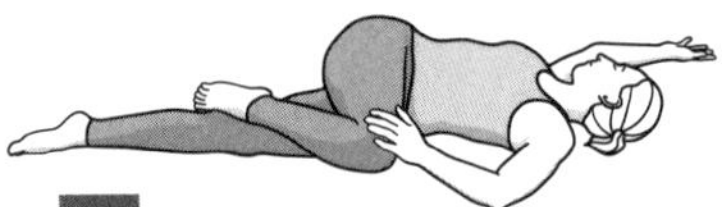

3

1. In der Rückenlage beide Füße aufstellen.
2. Auf die linke Seite drehen. Das Becken etwas nach rechts schieben. Das obere Knie beugen. Das untere Bein in Verlängerung des Oberkörpers gestreckt am Boden ablegen.
3. Den Oberkörper nach rechts rotieren und beide Schulterblätter erden. Die linke Hand von oben auf das gebeugte rechte Knie legen. Den rechten Arm schräg hinter dem Kopf am Boden ablegen. Der rechte Fuß liegt neben oder auf dem gestreckten linken Bein. Den ganzen Körper entspannen. Zurück in die Rückenlage rollen und die Übung zur anderen Seite wiederholen.

Mögliche Hilfsmittel: Ein Kissen oder eine gefaltete Decke unter den Kopf legen. Einen Block oder ein Kissen unter das gebeugte Knie legen. Ein Bolster auf das obere Knie legen.

Easy Twist

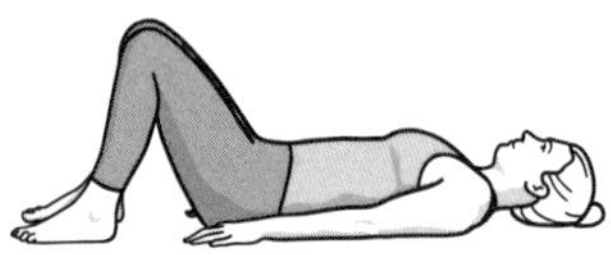

1

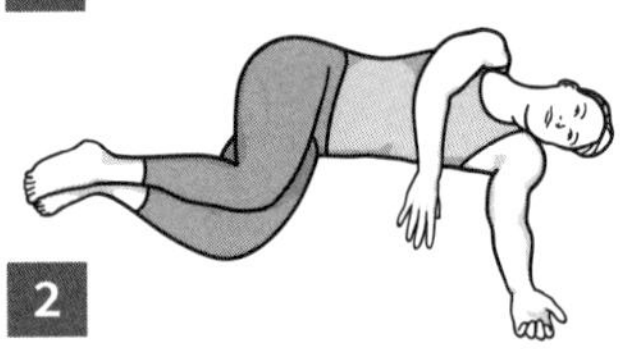

2

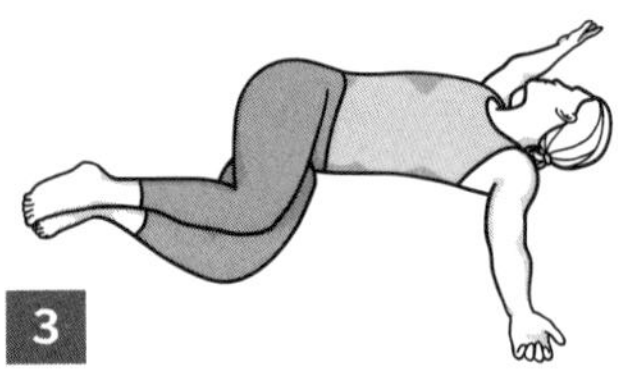

3

1. In der Rückenlage beide Füße aufstellen.
2. Auf die linke Seite drehen. Das Becken etwas nach rechts schieben. Beide Knie sind gebeugt und liegen aufeinander.
3. Den Oberkörper nach rechts rotieren und beide Schulterblätter erden. Beide Arme zur Seite ausstrecken und am Boden ablegen. Den ganzen Körper entspannen. Zurück in die Rückenlage rollen und die Übung zur anderen Seite wiederholen.

Mögliche Hilfsmittel: Ein Kissen oder eine gefaltete Decke unter den Kopf legen. Einen Block oder ein Kissen zwischen die Knie legen. Ein Bolster auf das obere Knie legen.

Nadelöhr

1. In der Rückenlage die Füße aufstellen.
2. Das linke Knie zur Brust ziehen und den Fußknöchel auf dem rechten Oberschenkel ablegen. Den rechten Fuß vom Boden heben und dabei mit den Händen um den rechten Oberschenkel greifen. Das rechte Knie in Richtung rechte Schulter ziehen. In die Dehnung in der linken Hüftaußenseite entspannen. In die Rückenlage zurückkommen und die Übung zur anderen Seite wiederholen.

Mögliche Hilfsmittel: Ein Kissen oder eine gefaltete Decke unter den Kopf legen.

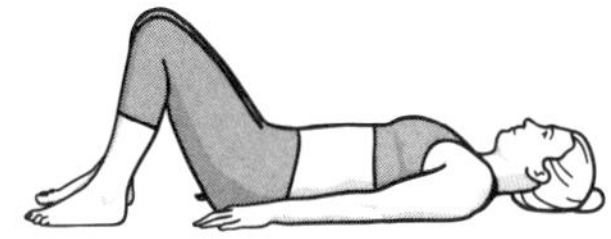
1

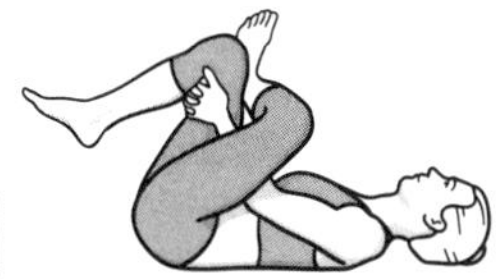
2

Schulterbrücke gestützt

1. In der Rückenlage die Füße parallel dicht hinter dem Gesäß in hüftbreitem Abstand aufstellen.
2. Das Becken anheben. Einen Block quer unter das Becken schieben. Das Becken darauf ablegen. Die Arme entspannt neben dem Oberkörper, zur Seite gestreckt oder hinter dem Kopf auf dem Boden ablegen. Den ganzen Körper entspannen.

Mögliche Hilfsmittel: Anstelle des Blocks ein Kissen oder ein Bolster quer unter das Becken legen.

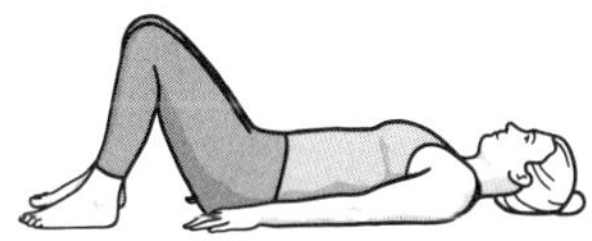
1

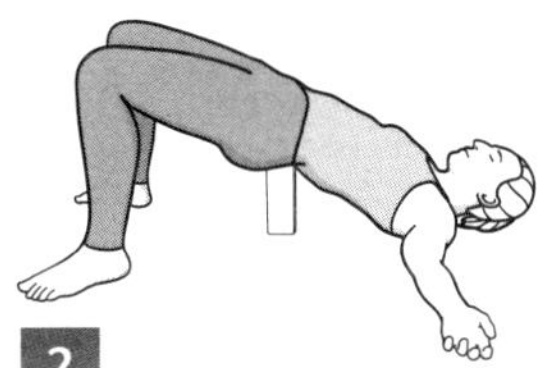
2

Wasserfall

1. In der Rückenlage die Füße aufstellen.
2. Das Becken etwas anheben und die Hände mit den Handflächen nach unten unter das Gesäß schieben. Das Becken auf den Händen ablegen. Die Beine nach oben ausstrecken.

Mögliche Hilfsmittel: Ein Bolster oder einen Block quer unter das Becken legen. Ein Kissen unter das Becken legen.

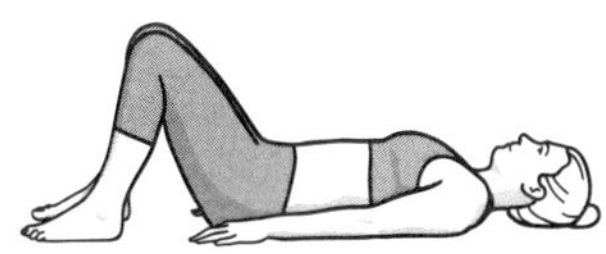
1

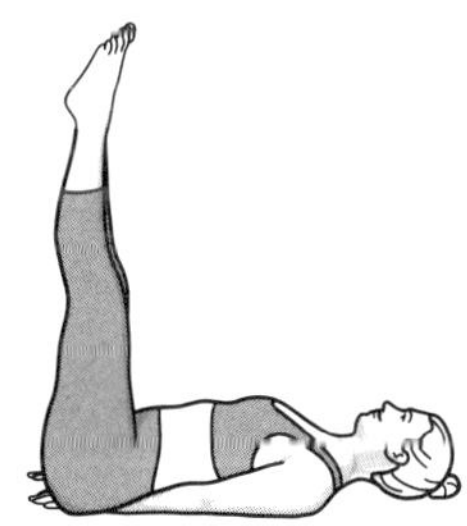
2

Fisch gestützt

1. Aufrecht auf den Boden setzen. Mit Bolster, zusammengerollter Decke oder Blöcken eine Unterlage für den Oberkörper und den Kopf hinter das Becken legen.
2. Rücklings mit dem oberen Rücken und dem Kopf auf die Unterlage sinken und entspannen. Die Füße aufgestellt lassen oder die Beine auf dem Boden ausstrecken. Die Arme entspannt zu den Seiten ablegen.

Hinweise

- Alternativ können die Beine in den Schmetterling gelegt werden.
- Die Arme neben dem Oberkörper am Boden oder hinter dem Kopf ablegen.

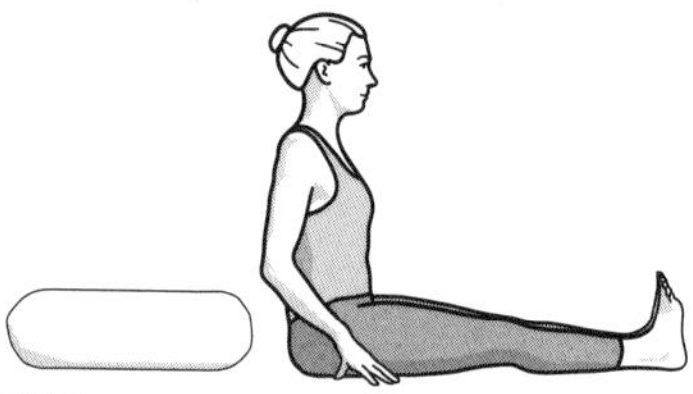

1

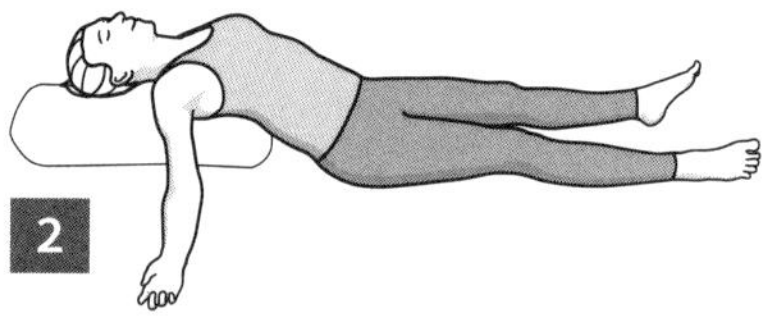

2

Mögliche Hilfsmittel: Zwei Blöcke oder ein Bolster längs als Unterlage für oberen Rücken und Kopf platzieren. Ein Bolster quer als Unterlage für den oberen Rücken und ein Kissen oder eine gefaltete Decke als Unterlage für den Kopf nutzen. Einen Block quer unterhalb der Schulterblätter positionieren.

Kind

Einen Fersensitz einnehmen. Den Oberkörper nach vorn beugen und die Stirn auf den Boden sinken lassen. Der Fußspann liegt flach auf dem Boden und der Oberkörper sinkt auf die Oberschenkel. Optional die Knie etwas öffnen, um auf diese Weise die Position bequemer zu machen. Die Arme dürfen eng am Körper liegen mit den Handflächen nach oben (a). Alternativ die Arme entspannt nach vorn ausstrecken (b). Den ganzen Körper entspannen.

Mögliche Hilfsmittel: Oberkörper und Kopf auf einem Bolster ablegen. Den Kopf mit einem Block oder Kissen abstützen. Eine gefaltete Decke unter Knie und Sprunggelenke legen.

a

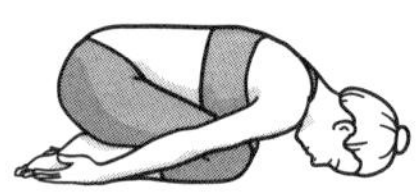

b

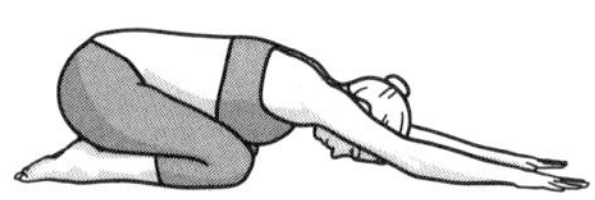

Alle Workouts auf einen Blick

Den Körper vorbereiten – Workouts 1–3

Entspannung und mehr Beweglichkeit – Workouts 4–13

Gesunde Balance von An- und Entspannung – Workouts 14–18

	Workout	Seite
14	Anti-Stress-Blitzprogramm	42/43
15	Restorative-Programm – Einsteiger	44/45
16	Restorative-Programm – Geübte	46/47
17	Detox-Programm – Einsteiger	48/49
18	Detox-Programm – Geübte	50/51

Yin Yoga als Begleitung durch den Tag – Workouts 19–26

	Workout	Seite
19	Morgenroutine	52/53
20	After-Work-Programm für Vielsitzer – Einsteiger	54/55
21	After-Work-Programm für Vielsitzer – Geübte	56/57
22	Yin Yoga pur ohne Hilfsmittel – Einsteiger	58/59
23	Yin Yoga pur ohne Hilfsmittel – Geübte	60/61
24	Erholsam schlafen mit Yin Yoga – Kurzprogramm	62/63
25	Erholsam schlafen mit Yin Yoga – Einsteiger	64/65
26	Erholsam schlafen mit Yin Yoga – Geübte	66/67

Hilfe bei körperlichen und psychischen Beschwerden – Workouts 27–33

	Workout	Seite
27	Schmerzfreier Rücken – Einsteiger	68/69
28	Schmerzfreier Rücken – Geübte	70/71
29	Yin Yoga gegen Ischiasbeschwerden – Kurzprogramm	72/73
30	Yin Yoga gegen Ischiasbeschwerden – Einsteiger	74/75
31	Yin Yoga gegen Ischiasbeschwerden – Geübte	76/77
32	Yin Yoga gegen Ängste und Sorgen	78/79
33	Yin Yoga gegen Kopfschmerzen	80/81

Mehr Leistungsfähigkeit für Sportler – Workouts 34–39

	Workout	Seite
34	Yin Yoga für Fußballer – Einsteiger	82/83
35	Yin Yoga für Fußballer – Geübte	84/85
36	Yin Yoga für Läufer – Einsteiger	86/87
37	Yin Yoga für Läufer – Geübte	88/89
38	Yin Yoga für Radfahrer – Einsteiger	90/91
39	Yin Yoga für Radfahrer – Geübte	92/93

Für Männer – Workouts 40 und 41

	Workout	Seite
40	Männer-Workout für mehr Beweglichkeit	94/95
41	Männer-Workout intensiv	96/97

Für Schwangere und Mütter – Workouts 41–45

	Workout	Seite
42	Yin Yoga in der Schwangerschaft (1. und 2. Trimester) – Einsteiger	98/99
43	Yin Yoga in der Schwangerschaft (1. und 2. Trimester) – Geübte	100/101
44	Yin Yoga in der Schwangerschaft (3. Trimester)	102/103
45	Yin Yoga nach der Geburt	104/105

Spirituelle Unterstützung – Workouts 46–50

	Workout	Seite
46	Gute-Laune-Programm	106/107
47	Dankbarkeit kultivieren – Einsteiger	108/109
48	Dankbarkeit kultivieren – Geübte	110/111
49	Emotional-Detox-Programm	112/113
50	Yin Yoga für ein weites Herz	114/115

Übungsregister

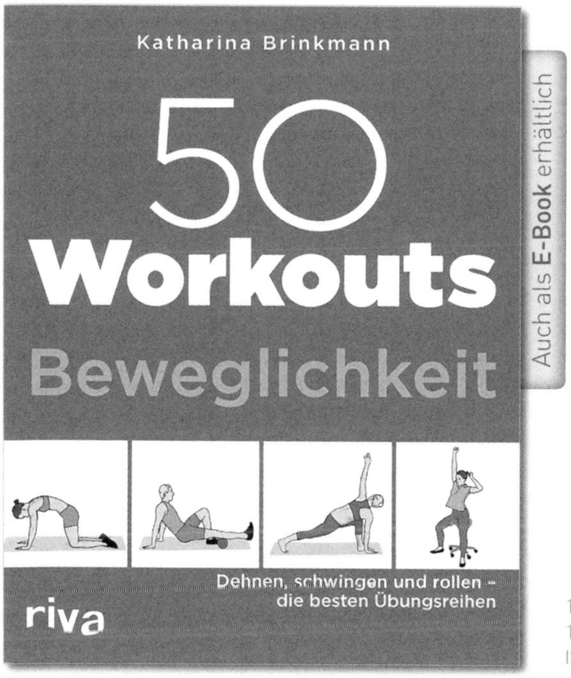

144 Seiten
12,00 € (D) | 12,40 € (A)
ISBN 978-3-7423-1026-2

Katharina Brinkmann

50 Workouts – Beweglichkeit

Dehnen, schwingen, rollen – die besten Übungsreihen

Beweglichkeit ist neben Kraft und Ausdauer eine weitere Grundvoraussetzung für einen gesunden und fitten Körper. Mit diesen 50 Workouts, die Dehn-, Mobilisations- und Schwungübungen enthalten, werden nicht nur die Gelenke beweglicher, sondern auch Muskeln, Faszien und Bänder wieder elastischer und flexibler. Mit gezielten Übungsreihen für einzelne Körperbereiche wie Hüften, Schultern und Wirbelsäule sowie mit sportartspezifischen Routinen und Programmen, die sogar am Arbeitsplatz ausgeführt werden können, lässt sich die Beweglichkeit optimal trainieren. Diese Workouts, die zwischen 10 und 15 Minuten dauern und unterschiedliche Schwierigkeitsgrade haben, sorgen schon nach wenigen Übungseinheiten für schnelle Erfolge und spürbar mehr Leistungsfähigkeit in Alltag und Sport.

riva